これで完璧!
歯科インプラント手術のための

局所麻酔テクニック

著　北海道医療大学歯学部
　　歯科麻酔科学分野講師
　　工藤　勝

クインテッセンス出版株式会社　2012

Tokyo, Berlin, Chicago, London, Paris, Barcelona, Istanbul, Milano, São Paulo, Moscow, Prague, Warsaw, Delhi, Beijing, Bucharest, and Singapore

クインテッセンス出版の書籍・雑誌は，歯学書専用通販サイト『**歯学書.COM**』にてご購入いただけます．

PCからのアクセスは…

| 歯学書 | 検索 |

携帯電話からのアクセスは…
QRコードからモバイルサイトへ

推薦の辞

　日常歯科診療において，局所麻酔は必須の医療行為であり，その優劣により患者は歯科医師の技量を評価する．とくに，インプラント手術における局所麻酔は，手術侵襲と経過時間から確実な局所麻酔が要求される．このたび，工藤先生が上梓された本書「これで完璧！歯科インプラント手術のための局所麻酔テクニック」は，まさにこの要求にマッチした書であり，インプラント手術を行っている多くの術者が待ち望んでいたものである．本書は，局所麻酔の術式を図と写真を駆使しながら懇切丁寧に分かり易く記述しており，インプラント手術に限らず，局所麻酔手技全般に理解が深まるように工夫されている．また，局所麻酔に関連する偶発症への対応はもとより，最新の救急蘇生法や医療訴訟の回避策についても項を設けている．

　本書が，臨床歯科医にとっては座右の書となり，歯科医学生にとっても局所麻酔の勉学の一助となることを期待するものである．

2012年7月　　　日本歯科大学新潟生命歯学部歯科麻酔学講座
佐野公人

　歯科領域における近年最大の進歩がインプラント治療であることは論を待たない．手術法や器具器械など本療法に関する知見はまさに日進月歩であり，多くの解説書が巷間溢れている．しかし，安全に治療を行うためにぜひとも身に着けておかなければならない「痛くなく，よく効く麻酔」に関する成書は極めて少ない．

　工藤先生は以前からこの点について多くの研究を行っておられると同時に，術者と患者さんの双方から絶大な信頼を受けておられる有能な臨床医でもある．したがって本書には，インプラント手術時における麻酔の注意点，器具と麻酔薬，神経の走行，浸潤麻酔と伝達麻酔の使い分け，さらには手術部位別の麻酔法から全身管理法まで現場で身に着けたノウハウがぎっしりと詰まっている．インプラント治療を行っているすべての臨床家にとって必携の書と考えここに推薦する．

2012年7月　　　日本歯科大学生命歯学部歯科麻酔学講座
砂田勝久

はじめに

　本書は，歯科インプラント埋入手術の際に，どのように局所麻酔注射を行えばよいのか，また局所麻酔をもっと確実にしたいと考える皆さまのために，著者自身がインプラント関連の手術局所麻酔において，「気付き」「工夫し」「よかった」と強く確信した，浸潤麻酔注射と伝達麻酔注射の基本的な方法を解説します．構成は各項目を見開きに収め，写真と図を多く取り入れ，文章は少なく，見やすさを第一に創意工夫しました．また，日常臨床ですぐに役立つよう，携帯に便利なポケット版にしました．

　麻酔診療は「患者さんに怖くなく完全無痛を，術者には手術に集中し存分に納得できる手術ができるように，そして両者へ安心，快適で満足できる手術前，術中，術後を提供する医療」を目指しています．インプラント手術の麻酔管理に携わっている著者は，手術局所麻酔を行う際に，確実な浸潤麻酔注射と伝達麻酔注射を実践し，患者さんに無痛と安心を提供しています．しかし，局所麻酔注射時において，術中・術後に完全な無痛を提供できなかった症例もあり，日々反省し改善しています．本書をきっかけに皆さまから多くのご意見，ご指摘をいただき，新たにより良い局所麻酔の実践方法を研究し，進展させたいと強く願います．本書が，誠意と技術をもって実践される局所麻酔と手術に役立てば幸いです．

　なお，本書の出版は，これからも友人であり，一緒に患者さんの健康とインプラント手術を推進する医療者である，井上裕之博士（いのうえ歯科医院理事長）と，関根浄治博士（島根大学医学部歯科口腔外科学講座教授）の要望に応えるべく実現が可能となりました．また，学会認定講習会において歯科麻酔学講師にご指名いただいた日本口腔インプラント学会前常任理事の松沢耕介博士（北海道形成歯科研究会，施設長）へ心から感謝いたします．最後に，今回の出版に際してご指導と応援をいただいた，クインテッセンス出版の小野克弘氏と村岡廣介氏に，そして，これまで出会った患者さんと診療スタッフ，医療関係者の皆さまに感謝の意を表します．

2012年7月

工藤　勝

Contents

1. **局所麻酔** ... 10
   1) 麻酔とは ... 10
   2) 局所麻酔薬は注射しないと効かない ... 12
   3) 局所麻酔を適応できる手術と手術時間 ... 13
   4) 歯科インプラント埋入術・関連手術の局所麻酔 ... 15

2. **局所麻酔注射** ... 16
   1) 注射 ... 16
   2) 注射器と注射針 ... 20
   3) 局所麻酔注射剤 ... 23
   4) 局所麻酔剤に添加される薬物など ... 24

3. **解剖** ... 28
   1) 粘膜，骨膜および骨髄 ... 28
   2) 神経の走行と分布 ... 28

4. **注射方法** ... 32
   1) 各注射方法 ... 32
   2) 局所麻酔注射法 ... 32
   3) 浸潤麻酔と伝達麻酔の使い方 ... 34
   4) 歯科における局所麻酔注射手技の基本 ... 38

5. **浸潤麻酔** ... 42
   1) 注射方法 ... 42
   2) 骨膜下へ行う浸潤麻酔注射（第2注射）の手技 ... 44

6 伝達麻酔 …… 46
1) 局所麻酔注射の準備・使用器材 — 48
2) 注射器材に関する推奨事項 — 48
3) 注意事項 — 49
4) 上顎神経の伝達麻酔法 — 50
5) 下顎神経の伝達麻酔法 — 58

7 局所麻酔注射における基本的注意事項と対策 …… 64
1) 患者管理 — 64

8 インプラント手術部位別の局所麻酔注射方法 …… 66
1) 上顎の局所麻酔 — 66
  (1) 上顎前歯部 — 68
  (2) 上顎小臼歯部 — 72
  (3) 上顎大臼歯部 — 76
  (4) サイナスリフト, ソケットリフト — 80
  (5) 上顎前歯部のGBR — 84
  (6) 上顎の二次手術 — 88
2) 下顎の局所麻酔 — 90
  (1) 下顎前歯部 — 90
  (2) 下顎小臼歯部 — 94
  (3) 下顎大臼歯部 — 98
  (4) 下顎臼歯部のGBR — 104
  (5) 下顎枝前縁骨採取 — 108
  (6) 下顎の二次手術 — 110

9　術中に患者が痛がる部位への麻酔 …… 112
1）術中に患者が痛がる部位 ── 112
2）患者の訴え ── 112
3）注射方法 ── 113

10　術後疼痛緩和を目的とする術後の局所麻酔注射 …… 114
1）手術後の局所麻酔注射の手順 ── 114

11　手術に対する不安解消 …… 116
1）不安の対象を明確化し，対処法を説明する ── 116
2）リラックス・鎮静を目的にした前投薬 ── 118
3）不安を軽減する鎮静法を適応 ── 120

12　手術の安全を推進する生体情報モニタなどの活用 …… 124
1）心電図 ── 124
2）脈拍と心拍 ── 124
3）血圧 ── 125
4）呼吸数 ── 126
5）%SpO_2（経皮的動脈血酸素飽和度）── 127
6）体温 ── 127

13　術後の鎮痛・消炎・腫れ防止 …… 128
1）鎮痛 ── 128
2）抗腫脹 ── 129
3）鎮痛薬の分類 ── 129

14 局所麻酔注射における局所合併症への対処方法 132

1) 適切な局所麻酔注射手技および針使用による痛み — 132
2) 局所麻酔注射後の痛み ———————————— 132
3) 顔面の腫脹，血腫，内出血 ————————————— 132
4) 遷延性知覚麻痺 ——————————————— 133
5) 注射部位粘膜の潰瘍 ————————————— 133

15 手術患者に対する救急処置の実践 134

1) 急変時の対応 ——————————————— 134
2) 主な救急薬剤の投与量 ——————————————— 135

16 訴訟事例を回避するための確認 140

1) 患者の希望と要求 ——————————————— 140
2) 手術前の確認事項 ——————————————— 140
3) 手術に際して ——————————————— 140
4) 術後と帰宅確認 ——————————————— 142
5) 患者の容体が急変し，緊急事態になったら ——————— 142

17 Q&A 144

巻末コラム ——————————————— 149

索引 ——————————————— 150

1 局所麻酔

はじめに

　歯科インプラント手術の多くは，局所麻酔法が適応された外来管理の患者です．この局所麻酔法は主に浸潤麻酔注射であり，薬液を目的部位へ注入します．なぜ注射しなければならないのか．局所麻酔薬は注射しないと手術中の完全な無痛が得られないからです．注射とは薬液を注射器と注射針を用いて患者の組織または血管内に注入する一連の手技です．痛みをともないますが，局所麻酔は注射針を刺入できるあらゆる組織の麻酔が可能です．

　著者の経験では，患者に「これまでのインプラント手術で辛かったこと，痛かったことはありますか？」と問うと，患者の中には
「あごの中が痛かった」
「唇が引っ張られて辛かった」
「撃たれた注射が痛かった」
「グリグリとインプラントをドリルで入れるときに痛かった」
「歯茎を摘まれ，刺されて，とても痛かった」
「唇を引っ張られ裂けてしまい，痛かった」
などの訴えを聴くことがありました．これらの患者の訴えを解消するために，著者はインプラント埋入部位である骨の麻酔を強く意識して，手術部位周囲の骨膜下および骨内へ局所麻酔液を注入する周囲麻酔法(field block)を基本とした浸潤麻酔注射を行っています．したがって，1箇所への注射(1回のみの注射)では済まないので，第2，第3の注射を付着歯肉(以下，歯肉)下，骨膜下，骨内に実施し，伝達麻酔注射も行っています．

　本章では，局所麻酔の利点を最大限に活用するための注射法，注射剤，そしてインプラント手術における患者管理の概要について解説します．

図1-1　麻酔の歴史

1799年	H.Davy：歯痛に対する笑気の無痛効果発見（英国）
1804年	華岡青洲：通仙散の乳癌手術全身麻酔に関する診療記録
1845年	H.Wells：笑気麻酔の公開実験（米国）
1884年	元祖局所麻酔薬であるコカインの注射が臨床に適応
1897年	コカイン中毒防止のため注射液にアドレナリン添加
1904年	プロカインが合成，金属製の歯科用注射器の実用化
1905年	歯科専用のダイヤル加圧式注射器（The Wilcox-Jewett Obtunder）
1920年	H.S.Cook：局所麻酔カートリッジ後方装填式の注射器開発
1943年	リドカイン合成
1978年	荒井敏夫：カートリッジ用電動注射器（ピストル型）の実用新案登録

1）麻酔とは

　麻酔とは手術中の無痛のみならず，手術にともなう恐怖を解消し，手術中に患者の恒常性を維持し，医療安全を推進します．たとえば，手術中に痛みを与えると，患者は強ばり，脈拍が増え，血圧が上がり，不整脈やショックを誘発します．不安や恐怖を与えるので精神的な苦痛も加わり，患者を疲労させます．手術が無痛で短時間に終了し，患者に不安や疲労を与えなければ，術後の経過も良好であるという意見もあります．

　麻酔には全身麻酔法と局所麻酔法があります．1845年，米国でH.Wellsが供覧者の前で実施した笑気を用いた無感覚が西洋医学における麻酔（anaesthesia）の始まりです．1884年，元祖局所麻酔薬であるコカインの注射が臨床に適応されました．その後，1897年にはコカイン中毒の防止を目的に，コカインを組織内に局在化するためにアドレナリンが注射液に添加されました．1904年にプロカインが合成され，金属製の歯科用注射器も用いられました．1920年にはカートリッジ剤が用いられ，1943年にリドカインが合成され，現在に至っています（図1-1）．

　局所麻酔法の利点と欠点を図1-2に示します．

図1-2　局所麻酔法の利点と欠点（全身麻酔法と比較）

＜利点＞
- □手術中の意識を保ち，患者の協力が得られる．
- □全身麻酔法に随伴する生理的な侵襲を避けられる．
- □注射針を刺入できる部位の麻酔が可能である．
- □痛みや不調・不具合があるときには訴えてくれる．
- □手術の成否を手術中に判定できる．
- □手術後に自立し歩行することができる．
- □手術部位の出血を防止し，抗炎症作用を期待できる．

＜欠点＞
- □薬液を目的組織へ注射しないと十分な効果が得られない．
- □注射するため患者に精神的負担を強要する．
- □骨膜下への注入では疼痛を伴う．
- □注射手技には専門的な技術を要する．
- □手術操作音や押され・引っ張られた感覚がある．
- □口腔内に局所麻酔薬液が流出すると非常に苦い．
- □針穿刺部位・刺入組織から出血を認める．
- □局所麻酔薬の急性中毒を誘発することあり．
- □添加した血管収縮薬の心臓への副作用あり．

2）局所麻酔薬は注射しないと効かない

　眼科の角膜手術では点眼，形成外科や耳鼻科では0.5〜1.0％リドカイン・1/10万希釈アドレナリンを用いますが，歯科では2％リドカイン・1/8万希釈アドレナリン（高濃度）が用いられています．なぜなら歯髄，歯根膜，骨膜，骨髄を麻酔しなければなりませんので，貼付または噴霧しても麻酔効果は得られません．高濃度の麻酔薬注射液を手術部位または周辺へ注射し，薬液を注射した組織に局在化させ，出血を防止する必要があるからです．しかし歯科の局所麻酔有効率は80％程度です．

　局所組織に10％濃度のリドカインを注射すると，分布する神経は恒久的に麻痺・変性してしまい機能を消失させるので，神経毒となってしまいます．基礎研究の結果，数パーセント濃度

図 1-3　局所麻酔薬の種類と特徴（調整・合成年を示す）

```
□リドカイン（1943年）
　（商品名：キシロカイン，オーラ注，リグノスパン，キシレステシン）
　使用濃度：2％，麻酔効力：2，毒性：1.5〜2.0
　基準最高用量：純溶液　200mg（3〜4 mg/kg）
　　　　　　　　アドレナリン添加溶液　500mg（7 mg/kg）
　持続時間：中時間（30〜60分），アドレナリン添加　120分
　　　　　　歯髄　5〜10分，アドレナリン添加　60分
□メピバカイン（1956年）
　（商品名：スキャンドネスト，カルボカイン）
　使用濃度：2〜3％，麻酔効力：1.5，毒性：1〜2
　基準最高用量：純溶液　500mg
　　　　　　　　アドレナリン添加溶液　500mg（7 mg/kg）
　持続時間：中時間（45分），アドレナリン添加　120分
　　　　　　歯髄　20〜40分，アドレナリン添加　45〜60分
□プロピトカイン（1960年）
　（商品名：シタネスト，シタネストオクタプレシン）
　使用濃度：4％，麻酔効力：1.5〜2，毒性：0.7〜1
　基準最高用量：純溶液　400mg（8 mg/kg）
　　　　　　　　アドレナリン添加溶液　600mg
　持続時間：中時間
```

ならば麻酔薬として安全に臨床使用できます．しかし，中枢神経，心血管系に作用する局所麻酔薬急性中毒で，めまい，ふらつき，ふるえ，意識消失，全身痙攣，心肺停止となることを警戒し，常時対処できる器材やスキルを備えなければなりません．なお，局所麻酔薬の作用機序は神経線維上膜にあるリン脂質二重膜を貫通するナトリウムチャンネルへの作用説が支持されています．しかし，現在でも吸入麻酔薬，静脈麻酔薬はもとより局所麻酔薬の作用機序は解明されていません．すなわち臨床経験的に効果と安全性が判明しているだけです（図 1-3）．

3）局所麻酔を適応できる手術と手術時間

　適応できる手術は出血がなく，上気道を閉鎖しない，術後に

図1-4 安全医療を推進する患者管理の流れ

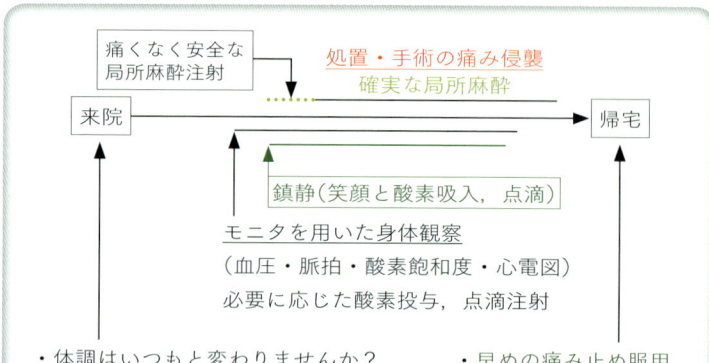

```
           痛くなく安全な        処置・手術の痛み侵襲
           局所麻酔注射          確実な局所麻酔
              ↓
    [来院] ─────────────────────────────────→ [帰宅]
                     ↑
              鎮静（笑顔と酸素吸入，点滴）
              モニタを用いた身体観察
              （血圧・脈拍・酸素飽和度・心電図）
              必要に応じた酸素投与，点滴注射
```

- 体調はいつもと変わりませんか？
- 常用薬を服薬し，持参していますか？
- 家庭（自分）血圧，診療室での血圧は？
- 食事は？
- 説明に納得し，同意しましたか？
- 質問や気がかりな点はありますか？

- 早めの痛み止め服用
- めまい・吐き気の防止
- 感染・発熱の防止
- 帰宅確認電話

> もしも，あなたの持病が悪化し，全身状態が急変したら
> ▼
> われわれ担当歯科医師と歯科衛生士，スタッフが協力して（最新版AHAまたはJRA救急救命の最新ガイドライン2010に則った）救急処置を行います．

機能障害がない手術です．そして使用する局所麻酔薬は安全基準容量以下，手術時間は90分間以下の症例です．すなわち，局所麻酔を適応できる手術は術者の手技能力によって異なります．

手術中に痛みを与えると，脈拍が増え血圧が上がり，息こらえとなると不整脈も誘発します．患者に不安や恐怖を与えると患者を疲労させてします．

現在，「インプラント手術は痛い」と思っている患者がいます．おそらく他者から聞いた話を信じているのでしょう．この痛みが「術中」か「術後」なのか定かではありませんが，「術後は，痛くて腫れる」と患者に説明しているのが一般的です（図1-4）．

図1-5　インプラント手術の特徴

> □骨への埋入・移植手術
> □抜歯や抜髄とは異なり手術範囲が広い
> □骨膜を剥離・伸展
> □神経・血管を損傷する可能性が高い
> □浸潤麻酔が必要な領域の境界不明瞭
> □伝達麻酔が有効
> □「痛くなく腫れないようにして」患者さんの高い要望
> □耳鼻咽喉科領域と隣接
> □1回の手術範囲が拡大化

4) 歯科インプラント埋入術・関連手術の局所麻酔

　インプラント埋入手術，サイナスリフト，ソケットリフトなどの骨膜を剥離・伸展する移植埋入手術は，抜髄・抜歯などの歯1本の摘出手術の麻酔とは異なります(図1-5)．麻酔が必要な範囲は拡大化し，不明瞭なので，浸潤麻酔注射は切開する粘膜と骨膜，剥離・伸展する骨膜へ行い，骨を麻酔するために伝達麻酔注射を手術部位周囲または近心側の孔へ行います．

　歯科インプラント，サイナスリフト，BGR手術のほとんどは局所麻酔です．術者が手術部位へ局所麻酔薬液を注射し，数分間後に切開する部位の無痛を確認して，手術が開始されます．多くの術者は麻酔と手術の両方の仕事をするのが現状です(麻酔医不在の手術)．歯学部付属病院，大学病院，総合病院歯科口腔外科では，麻酔専従者がいる麻酔科管理下に全身麻酔または局所麻酔法が適応されています．したがって，術者は手術のみに専念できます(麻酔医・専従医がいる手術)．

　近年，インプラントの埋入本数が多くなり，全顎に埋入するケースもあります．そして手術を緻密かつ出血しないようにするために，手術時間は長くなる傾向にあります．そこで，インプラント埋入手術には，患者の完全無痛と安心・安全を推進するために，確実に効く局所麻酔注射手技が求められています．

2 局所麻酔注射

1） 注射

　注射とは薬の効果を確実にすることを目的に，管腔がある針（注射針）を穿刺・刺入し，薬液を注入することです．すなわち，①注射針を粘膜へ穿刺，②注射針を目的組織（部位）へ刺入，③吸引テスト後薬液を注入，④針を抜く（抜針），⑤針穿刺部位を圧迫止血する一連の手技です（図2-1）．欠点には不安と穿刺・刺入・注入痛で痛みをともない，出血もあります．とくに局所麻酔注射では局所麻酔薬中毒の危険性が高く，的確な手技と患者の全身観察，患者急変に対するスキルが必要です．

【注射に際しての基本的注意事項】

（1）安全な注射操作

　⇒眼・上顔面上からの注射操作はしない．注射器をしっかり把持し支点（レスト）を同顎に確保する．

（2）刺入時，薬液注入時の疼痛を考慮

　⇒痛くない部位，表面麻酔の使用，低圧による注入など．

（3）患者の不安感や恐怖感を緩和

　⇒目の前で注射器を持たない，見せない，金属音を出さない．

（4）血管内への薬液注入を防ぐ

　⇒薬液注入前に吸引テストを実施し，血液の逆流を認めた場合には，圧迫止血を行う．吸引テストは適宜繰り返す．なお，吸引テストで血液の逆流を認めないときでも，刃面が血管内に刺入されていることもある．

（5）局所麻酔薬ショックなど偶発的な容体急変に備える

　⇒①患者の観察と自覚症状を聴取する．救急器具を常備し，救急処置ができるようにスキルアップする．

　⇒②患者の持病（医科疾患），血圧および脈拍数，予備力などを考慮する．

　⇒③常用薬・頓服薬を処置・手術中に手許に置く．

1）注射

図2-1　注射の模式図

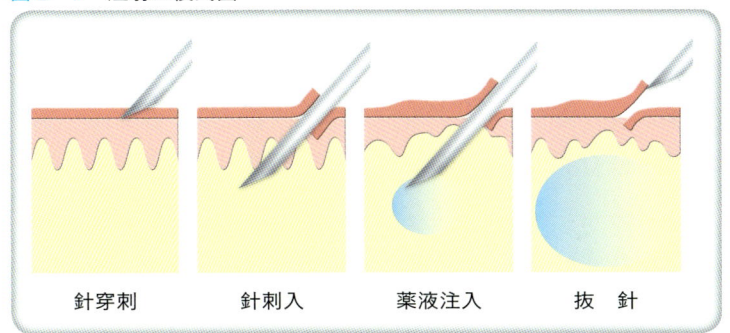

針穿刺　　　針刺入　　　薬液注入　　　抜　針

(6) 局所麻酔薬中毒を防止する
　⇒①患者の気分や具合(めまい，眠気，ふるえなど)がないことを確認しながら注入する．
　⇒②局所麻酔薬の特性，局所麻酔剤の濃度，血管収縮薬などを考慮する．
　⇒③体重,年齢を考慮し，使用薬剤の濃度と量を調整する．

(7) アドレナリンへの過剰反応を防止
　⇒緩徐注入，1Ctを分割して注入(分割注入)．

(8) 麻酔効果を確実にする
　⇒①注射部位の解剖学的形態(神経走行，骨皮質の厚さ，小孔の位置など)を十分に考慮する．
　⇒②炎症部位では局所麻酔薬の効果が減弱するので，炎症の有無を見極め，炎症部位の周囲へ注入する．

(9) 注射による局所的偶発症を防止するために
　⇒①炎症組織への強圧注入：歯根膜炎や骨髄炎を意識する．不適切な注射は炎症を増悪，時に細菌を周囲に伝播，炎症の悪化と拡大する．
　⇒②アドレナリンを大量に注入すると，針穿刺部位粘膜・歯肉に潰瘍を形成し，壊死することもある．
　⇒③針先のめくれを防止するために，針先は骨に当てない．刃面は骨表面に合わせる．

【インプラント手術の局所麻酔注射の概念】

　局所麻酔注射は，周囲麻酔，分割注射，そして伝達麻酔注射を行い，何回もの注射を必要とします（図2-2，3）．

【注射の流れ】

□**第1注射**（最初の注射）：痛くない穿刺と緩徐注入，ストレスフリーの注射，電動注射器を積極的に使用

　穿刺：歯肉歯槽粘膜移行部から1mm程度粘膜側

　刺入：近心側から遠心側の粘膜下へ

　注入：薬液を注入しながら針を刺入（1/2～1Ct）

□**第2注射**（骨膜下および骨内注射）：インプラントを埋入する部位の骨の麻酔

　穿刺：歯槽頂の歯肉部位

　刺入：骨膜下および骨内

　注入：埋入部位の歯槽頂から骨内へ1/8Ctずつ緩徐注入

□**第3注射**（周囲麻酔の概念で，口蓋または舌側歯肉へ注射）

　穿刺：口蓋粘膜・舌側歯肉粘膜

　刺入：口蓋側は骨膜下，舌側刺入は歯肉へ，粘膜下の刺入は危険

　注入：1/8～1/4Ctずつ

□**第4注射**（伝達麻酔注射）

　⇒近心側にある最寄りの孔への傍骨膜注射（伝達麻酔注射）

　　刺入は刃先が骨に触れる程度に，注入は緩徐に

　⇒遠心側の孔では骨膜下注射

　　刺入は骨膜下へ，注入は圧をかけてしっかりと

□**第5注射**（仕上げ注射，麻酔効果を確認しながら）

　⇒切開する部位の歯肉と粘膜の麻酔および血管収縮（白色化）

　　歯肉または粘膜下への注射

なお，第1注射の5～10分前には表面麻酔剤の塗布または笑気吸入鎮静法の適応を推奨します．

1）注射

図2-2　第1注射から第4注射まで

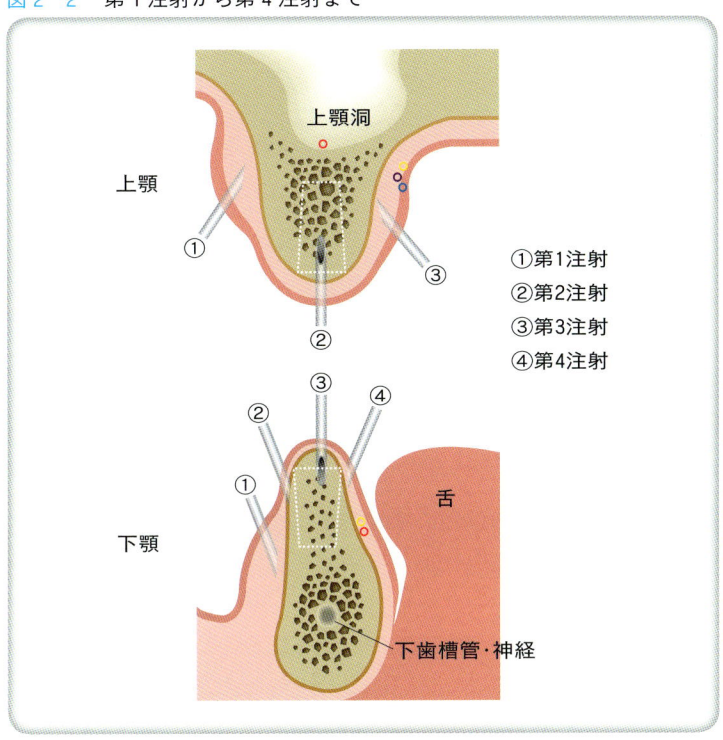

上顎洞
上顎
①第1注射
②第2注射
③第3注射
④第4注射

舌
下顎
下歯槽管・神経

2．局所麻酔注射

図2-3　周囲麻酔の断面図

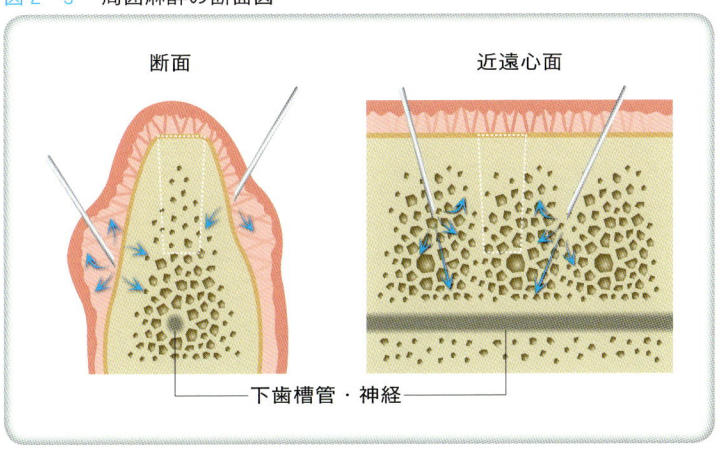

断面　　　　近遠心面

下歯槽管・神経

2）注射器と注射針

歯科では注射に必要な器材を独自に発展させています．注射針は極細化(31G, 33G)，薬液はカートリッジ剤，そしてカートリッジ専用の注射器があります．

(1)注射器

歯科用の注射器は，ガラスまたは金属性の外筒(バレル)と内筒(ピストン)からなる注射器から，カートリッジ剤を装填する金属製の注射器へ独創的に発展しました．現在，電動でカートリッジのラバーピストンを加圧する注射器は数種類が流通しています．とくに第1注射(最初の注射)となる粘膜下への注射では，痛くなく低速注入を容易かつ確実にする電動注射器の活用を推奨します．

①カートリッジ剤専用の手動加圧注射器

注射針を装着する先端部，カートリッジを装填する本体，そしてラバーピストンを加圧するプランジャーとハンドルからなります．注射器の材質は加熱・ガス滅菌が可能なステンレス製が多く(図2-4)，吸引機構を備えた注射器もあります．

②カートリッジ剤専用の電動注射器

現在では数種類のピストル型の電動注射器が流通し，多くは注入速度を低・中・高速に調整できます．しかし，多くの電動注射器は注入加圧力(経時的にバッテリー劣化による電圧低下，モータのトルク不足)のため骨膜下注入は困難です．なお，注入速度を加速するシステムの注射器もあります．このピストル型注射器の欠点は，患者には強い不安を与え，術者には針先の微細な操作(ハンドリング)が難しく，レストも確保できません．

一方，海外では90年代，注射針・ホルダーとカートリッジ装填・カートリッジ加圧機構本体が分離した注射器が流通し，近年では強圧を必要とする歯根膜注射(STAシステム)も可能とした電動注射器，また，ペンホールドで注入できる電動注射器(アネジェクトⅡ)(図2-5)も流通しています．

2）注射器と注射針

図 2-4　カートリッジ専用注射器

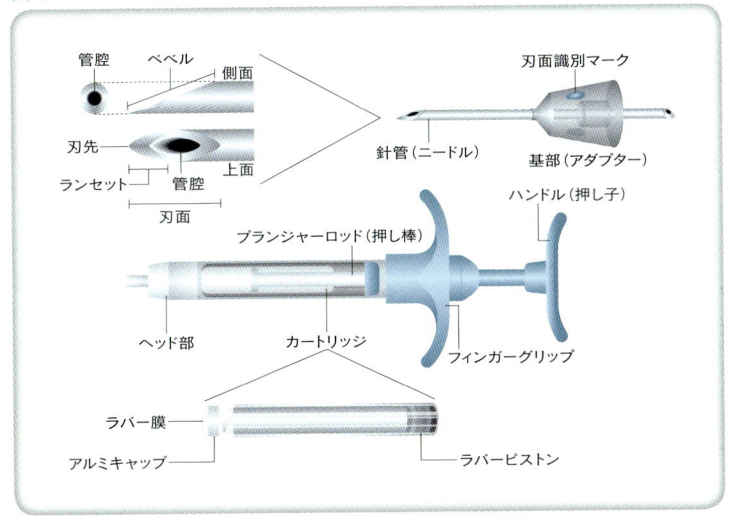

図 2-5　コンピュータ制御コードレス電動注射器（アネジェクトⅡ）

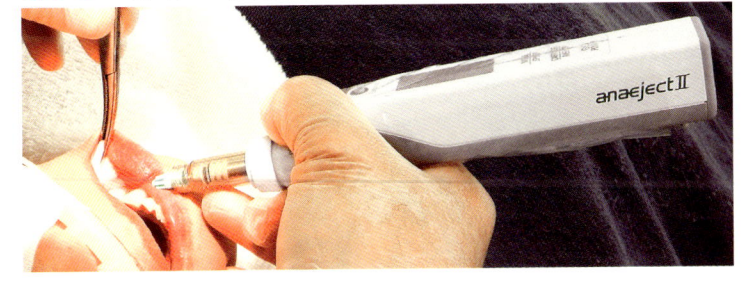

（2）注射針

　注射針（ニードル；needle）は管腔を有する金属製の管であり，管先端は斜角（ベベル；bevel）に切断され，ランセット；lancet 加工が施されています．針管のサイズは外径を G（ゲージ，外径 0.5mm は25G，0.26mm の33G が最細の注射針）で規格，表記されています．内径に関する規格はなく，各社で異なります．

　細く長い針は第 1 注射における粘膜下注射に用います．短くやや太いのは骨膜下・骨内注射に使うことを推奨します．著者

は33または31G，長さは20〜25mm程度，30G，12mm程度の2種類を使い分けています．25mm以上の長さは誤刺入の可能性が高いので使用しません．

注意点は骨や歯に針先端を押し当てると針先がめくれ，刺入・抜針の操作で血管・神経を損傷させます．一度骨に当てた針は即交換してください．

①注射針の特徴

注射針の内径が細い場合では，ランセット・ベベル（刃面）が血管内に刺入された状態でも，血液の吸引を認めないことがあるので注意してください．なお，注入抵抗が強く，内径が細い針もあります（品質差あり）．

注射針をまっすぐに組織に刺入しようとしても刃面とは逆方向へ反りながら進む特徴があります．したがって針を組織に数センチ刺入するときには，刃面の方向，刺入時の針管の反りを意識し，針をゆっくり左右にねじる（ツイスト）させながら刺入します．

②注射針の規格

注射針の太さの規格（G；ゲージ）は外径の表記であり，内径は明示されていません．長さはinchまたはmmで表記されています．刃面への加工も各社で異なります．針先を骨に当てても，めくれない形状と硬さが必要です．

③カートリッジ剤専用針

歯科で一般的に使用されているカートリッジ専用注射針はコンテナに格納されています．針（needle，管腔を持つ針）は患者組織へ刺入する針とカートリッジのゴム膜穿通針の中間に基部・注射器アダプターを設置しています．刃面を認識しやすくするためのマークが付与されています（図2-6のa）．しかし，メーカーによって刃面側マークと反対側マークがあります．使用に際しては針を基部から折り曲げないこと．針基部に折れ防止デザインに改良されているものもあります．

3）局所麻酔注射剤

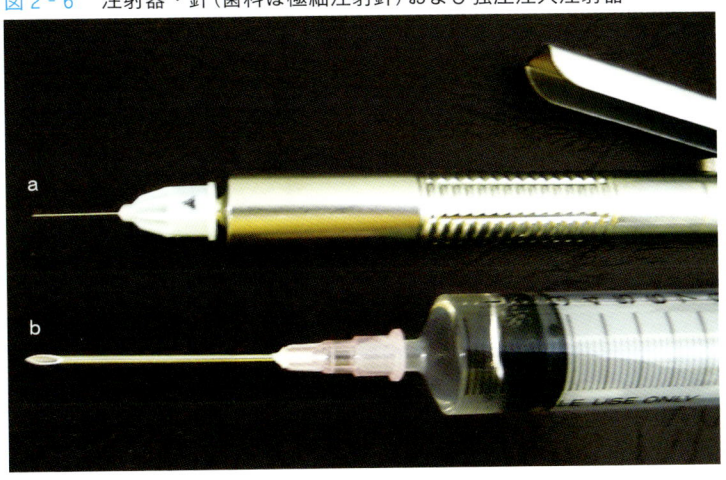

図2-6　注射器・針（歯科は極細注射針）および強圧注入注射器

④シリンジ専用の注射針

歯科では伝達麻酔に用います．針と基部・アダプターからなり，もっとも細いのは30Gです．採血や点滴注射には16～23Gを用い，脊椎麻酔や硬膜外麻酔に22～25Gの専用ブロック針が用いられています．なお，薬液はアンプルまたはバイアルからシリンジへ吸引します（図2-6のb）．

3）局所麻酔注射剤

局所麻酔薬は薬液に溶解・調整され，カートリッジ，アンプル，バイアルなどの注射剤として提供されています．

(1) カートリッジ剤（図2-7参照）

歯科でのみ用いられているカートリッジ剤はガラス管にアルミキャップとゴム隔膜，ゴムピストンから構成されています．カートリッジ剤はガスまたは加熱滅菌を行い，消毒液へ浸けることは危険です．なぜならば，消毒液がカートリッジ内に浸透するので，使用前にはカートリッジ剤を消毒用アルコールなどで拭き消毒します．とくにアルミキャップ内のゴム膜を消毒することは必須です．専用の注射器と注射針を必要とします．な

お，繰り返す注射に際して薬剤の補填が簡単です．

(2) 注射液アンプル(図2-7参照)

　一般的に注射液は，1回分相当を密封したアンプル(ampoule)容器(ガラス，ポリ塩化ビニール)に装填してあり，シリンジおよび注射針を用いて，容器から必要量を吸引します．現在では耐薬品性が強いポリエチレン・アンプルの製剤が多いです．

4) 局所麻酔剤に添加される薬物など

(1) 血管収縮薬

　歯科では局所麻酔薬の組織局在化および術野からの出血を防止するために，アドレナリンに代表されるカテコールアミンとフェリプレシンで代表されるポリペプチドを薬液に添加してあります．

　①アドレナリン(adrenalin)
- 副腎髄質ホルモン
- 薬剤には哺乳類の副腎から抽出または合成されたものを添加
- 添加するアドレナリン濃度が高いほど麻酔作用時間は延長
- 添加する濃度は1:80,000〜1:200,000希釈
- 注射部位ではα作用で血管を収縮し血管収縮は30分程度持続
- 血中に移行するとβ作用を示し心拍数増加(心機能亢進)
- 代謝は亢進し，体温上昇，血糖値上昇，酸素消費量は増加
- 健康成人への少量投与では血圧は変化なし
- 20分後には血中濃度はピーク時の60％程度
- 心筋の感受性が増大し，大量投与にて心室細動を誘発
- 気管支・細気管支の平滑筋を弛緩
- 瞳孔散大，消化管の蠕動運動を抑制し括約筋は収縮

　利点は，局所麻酔薬の作用持続時間延長，局所麻酔薬による急性中毒の発症を予防，穿刺・刺入そして局所(術野)の出血量を抑制することです．

　注意点および使用禁忌は，末梢組織の動脈を収縮させるため

４）局所麻酔剤に添加される薬物など

図2-7　局所麻酔剤添加アドレナリンの希釈（1/8→1/16万）

２％リドカインをシリンジに吸引

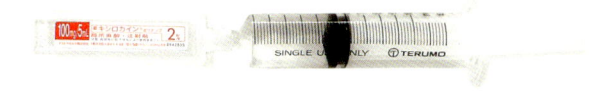

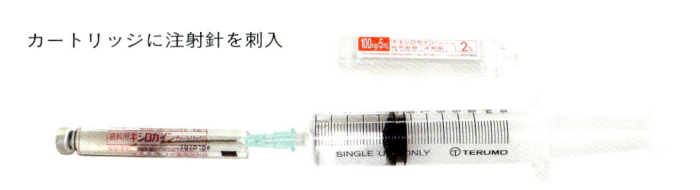

カートリッジに注射針を刺入

カートリッジ残量と同量の２％リドカインを注入

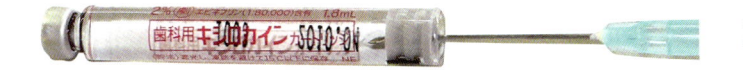

に壊死を招きます．

　原則禁忌である高血圧症，甲状腺機能亢進症，糖尿病では病態を悪化させます．加えてアドレナリンへの過剰反応（不安感，興奮，振せん，発汗，心悸亢進，頻脈，血圧異常上昇，呼吸困難，胸内苦悶，意識消失）を誘発することがあります．

　高血圧，日常生活で動悸・息切れ，そしてβ遮断薬服用している循環器系疾患を持つ患者には20 μg のアドレナリンまで使用可能です．したがってアドレナリン１：80,000溶液では1.6ml程度しか使用できません．
適宜，アドレナリンを希釈することを推奨します（図2-7）．

　なお，添付書には「口腔外科症例では３～５mlを使用すること」とあるので，１回に２～３本のカートリッジ剤を使用することを基本とします（図2-8）．

図2-8　塩酸リドカイン・アドレナリン注射剤の添付書

【禁　忌】（次の患者には投与しないこと）
本剤の成分またはアミド型局所麻酔薬に対し過敏症の既往歴のある患者

【原則禁忌】（次の患者には投与しないことを原則とするが，とくに必要とする場合には慎重に投与すること）
　高血圧，動脈硬化，心不全，甲状腺機能亢進，糖尿病のある患者および血管攣縮の既往のある患者（これらの症状が悪化するおそれがある）

【用法および用量】
- 浸潤麻酔または伝達麻酔には，通常成人0.3～1.8mL（リドカイン塩酸塩として6～36mg，アドレナリンとして0.00375～0.0225mg）を使用する．
- 口腔外科領域の麻酔には，3～5mL（リドカイン塩酸塩として60～100mg，アドレナリンとして0.0375mg～0.0625mg）を使用する．
- なお，年齢，麻酔領域，部位，組織，症状，体質により適宜増減するが，増量する場合には注意すること．

【併用注意】

薬剤名等	臨床症状
三環系抗うつ薬（イミフラミン等） MAO阻害薬	血圧上昇
非選択性β遮断薬 （フロフラノロール等）	血管収縮，血圧上昇，徐脈
抗精神病薬（ハロペリドール等） α遮断薬	過度の血圧低下
分娩促進薬（オキシトシン等） 麦角アルカロイド類	血圧上昇
クラスIII抗不整脈薬 （アミオダロン等）	心機能抑制の増強

②フェリプレシン（felypressin）

　下垂体後葉ホルモン（バゾプレシン，フェリプレシン，オルニプレシン）が注目され，とくに末梢血管の静脈に対する収縮作用があり，心臓には直接作用しないので循環器系疾患を持つ患者に対して安全です．しかし，虚血心に対しては非虚血領域の

4）局所麻酔剤に添加される薬物など

図2-9 塩酸プロピトカイン・フェリプレシン注射剤の添付書

【禁　忌】（次の患者には投与しないこと）
・メトヘモグロビン血症のある患者（代謝産物のオルト-トルイジンがメトヘモグロビンを産生し症状が悪化する）
・本剤の成分またはアミド型局所麻酔薬に対し過敏症の既往歴のある患者

【用法および用量】
・一般に成人に対して1回1管（1.8mL：塩酸プロピトカインとして54mg，フェリプレシンとして0.054単位）を注射する．
・ただし，麻酔部位，麻酔手技，手術術式，年齢等により適宜増減する．

【併用注意】

薬剤名等	臨床症状
クラスIII抗不整脈薬（アミオダロン等）	心機能抑制作用が増強

機能を低下させ，心機能をより抑制するので使用を避けます．添付書には「1回の使用に際しては1管の使用」と説明書きがありますので，十分にご注意ください．

　フェリプレシンはアドレナリンと比べると局所の血管収縮作用は弱く，麻酔作用の増強効果および作用時間の延長効果も劣りますが，甲状腺機能障害者やMAO（モノアミン酸化酵素）阻害薬（FP，塩酸セレギリン）服用者（パーキンソン病）にも安全に用いることができます．しかし，妊産婦への使用は禁忌となります（図2-9）．

(3) その他，添加物
　局所麻酔剤注射液には，塩酸，塩化ナトリウム，パラオキシ安息香酸メチル（防腐剤），ピロ亜硫酸ナトリウム（酸化防止剤），pH調整剤が添加されています．

3 解剖

　インプラント手術において，局所麻酔注射をする組織は粘膜・歯肉下，骨膜下，そして骨内です．したがって，粘膜・歯肉および粘膜下組織，骨膜，皮質骨，骨髄，動脈，静脈，さらには神経の解剖学的な知識とイメージが必要です．とくに骨髄の生化学・生理学的な解明が望まれます．

1）粘膜，骨膜および骨髄

　顎における粘膜（歯肉）と粘膜下組織，骨膜，皮質骨，骨髄，動脈，静脈，そして神経のイメージ図を示します（図3-1）．

2）神経の走行と分布

　インプラント手術と麻酔に必要な神経の走行を解説します．図3-2には三叉神経節を中心に示しました．図3-3には上顎神経を，図3-4には下顎神経を中心に示しました．

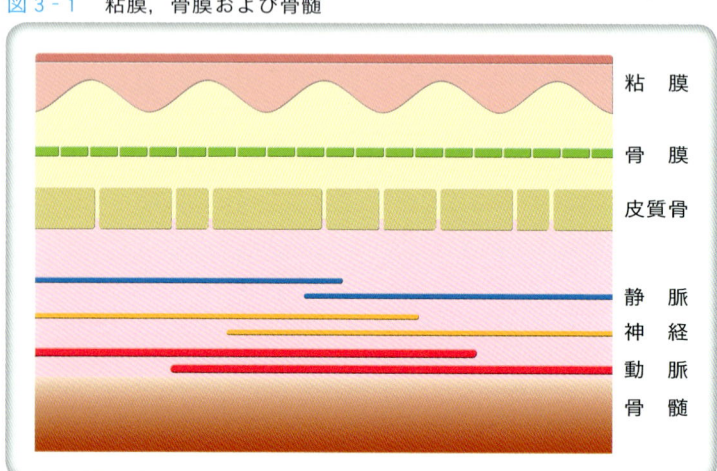

図3-1　粘膜，骨膜および骨髄

2）神経の走行と分布

図 3-2　神経の走行と分布

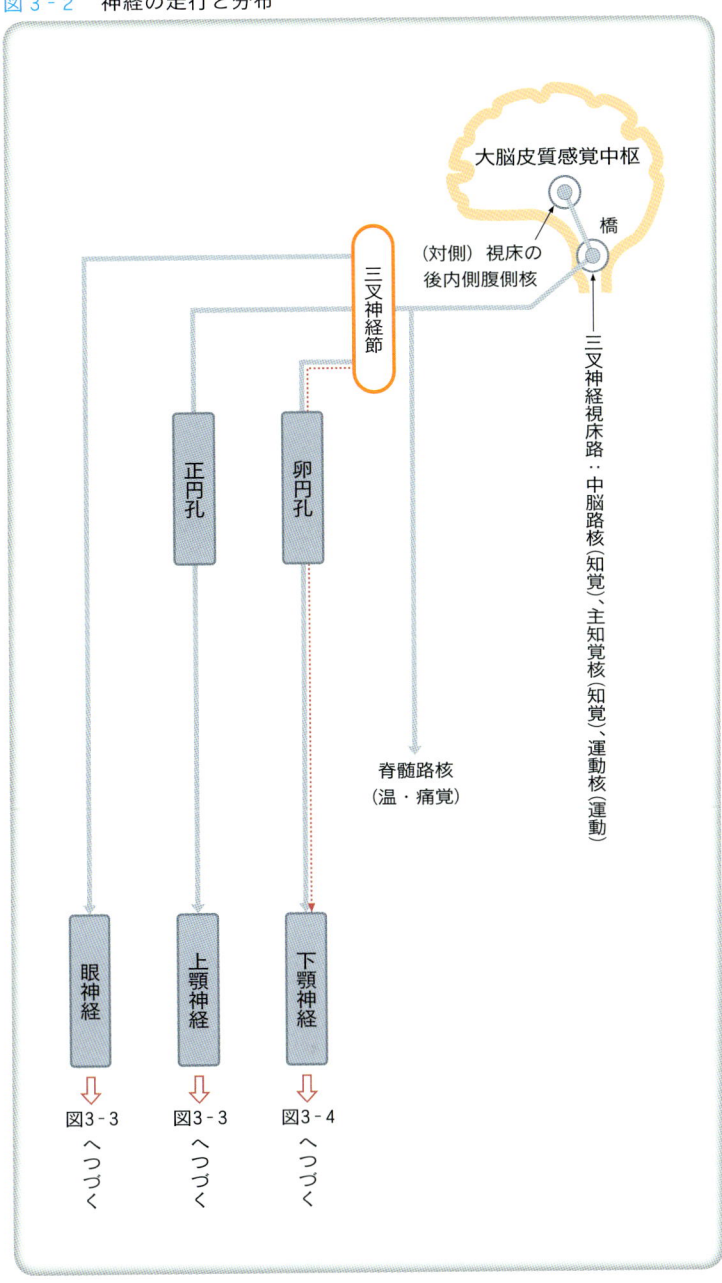

```
                    大脳皮質感覚中枢
                           │
                           │    橋
                  (対側)視床の
                  後内側腹側核
         三叉神経節
                                三叉神経視床路：中脳路核（知覚）、主知覚核（知覚）、運動核（運動）
    正円孔   卵円孔

                      脊髄路核
                      （温・痛覚）

    眼神経  上顎神経  下顎神経

    ⇩      ⇩      ⇩
    図3-3   図3-3   図3-4
    へつづく へつづく へつづく
```

3．解剖

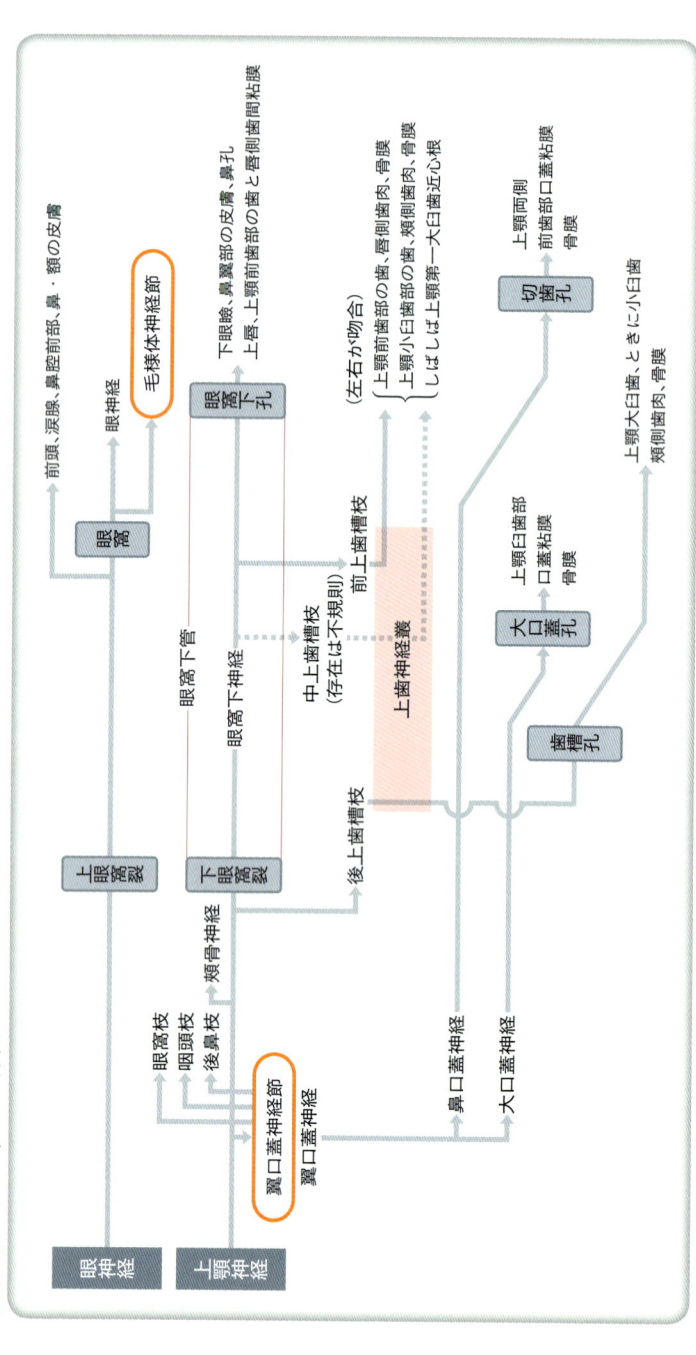

図 3-3 眼神経、上顎神経

2）神経の走行と分布

図3-4 下顎神経（図3-2～4は小谷順一郎編：スタンダード全身管理・歯科麻酔学 第2版, 学建書院, 東京, 2011より改変）

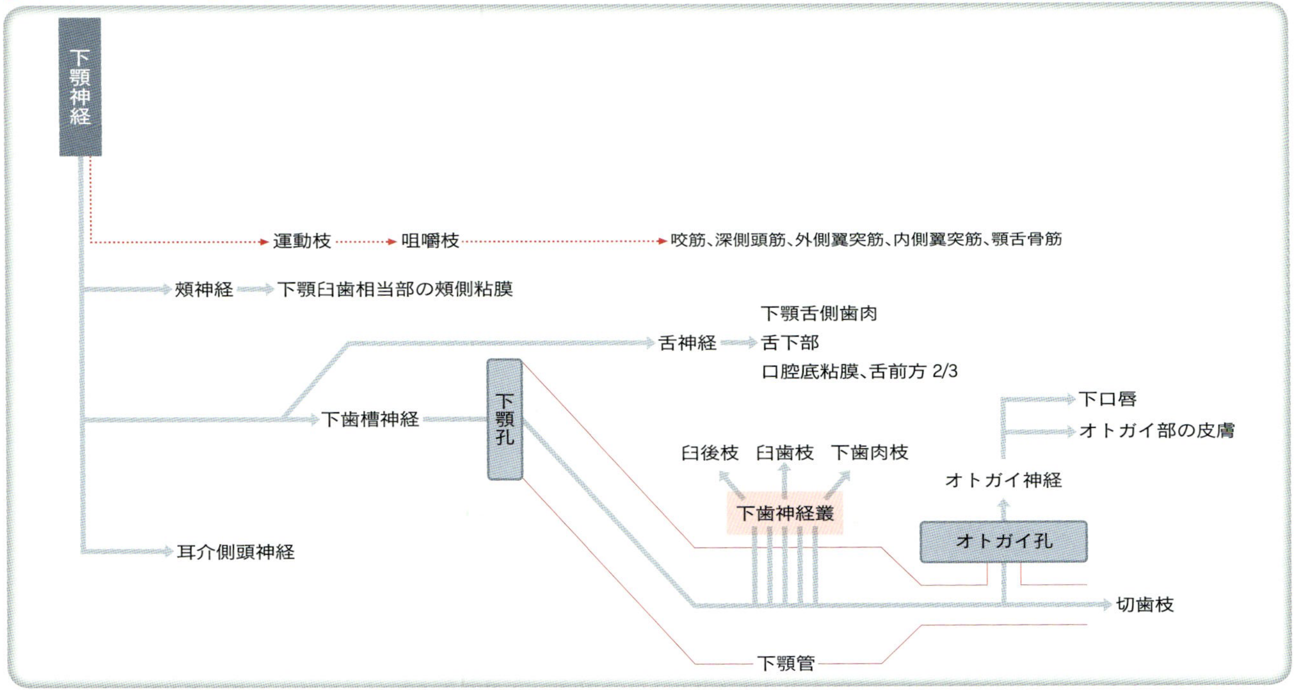

4 注射方法

　局所麻酔注射とは薬液を目標とする神経の周囲組織(皮下,筋肉,粘膜・骨膜下,骨内)へ注入することで,薬をよく効くようにします.しかし,不安や恐怖,痛みをともない,針先で組織や神経線維を傷つけ(損傷),出血や神経麻痺,しびれ,運動の鈍りなどを誘発させます.中枢神経に作用し,めまい,ふらつき,震え,催眠,そして全身痙攣に続いて心血管系に作用し患者の容体を急変(中毒,ショック)させることがあります.

　局所麻酔注射の安全を推進させるための基本的な注意事項を図4-1に示します.

1) 各注射方法

　皮下注射,筋肉内注射,骨内注射,静脈内注射などに分類されています.なお,採血では刃面を上向きにして,皮膚を穿刺し静脈または動脈内に刃面を刺入し,吸引することで血液を採取します(図4-2).

2) 局所麻酔注射法

　外来での手術局所麻酔には,薬液を摘出・抜去する物の周囲に注射する浸潤麻酔法,手術部位に分布する神経の中枢側にある神経線維幹周囲に注射する伝達麻酔法が行われます.浸潤麻酔法は,ほとんどの歯科手術に適応される方法で,インプラント手術においては数回の注射が必要です.一方,医科の入院管理下に行う腹部や下肢の手術に対する局所麻酔は,刃面を硬膜外腔に刺入し局所麻酔薬を注入する硬膜外麻酔法,そして脊椎クモ膜下腔に局所麻酔薬を注射する脊椎麻酔法があります.浸潤麻酔とは異なり,手技が適正ならば1回の注射で済みます(図4-2).

2) 局所麻酔注射法

図 4-1　局所麻酔注射の基礎的な注意事項

- ☐ 鋭利な滅菌注射針を使用
- ☐ 注射針先からの薬液滴下を確認(注射作動確認)
- ☐ 患者は水平仰臥位
- ☐ 刺入部位粘膜を乾燥し伸展；緊張
- ☐ 患者とのコミュニケーション(不快事項の有無を確認)
- ☐ 確実なレスト
- ☐ 操作は下顔面から(眼窩上での操作は禁)
- ☐ ベベルを粘膜に合わせ粘膜下へ刺入し薬液注入(粘膜膨隆確認)
- ☐ 注入速度は針先から薬液が滴下する程度
- ☐ 針先を目的部位までゆっくり進める
- ☐ 注入前には吸引(ハンドルの加圧解除)
- ☐ 針を抜いたら，速やかに圧迫
- ☐ 片手で針リキャップ
- ☐ 効果発現を待ち，薬剤の使用量と効果の有無を記載

図 4-2　注射法とランセット・ベベルの向き

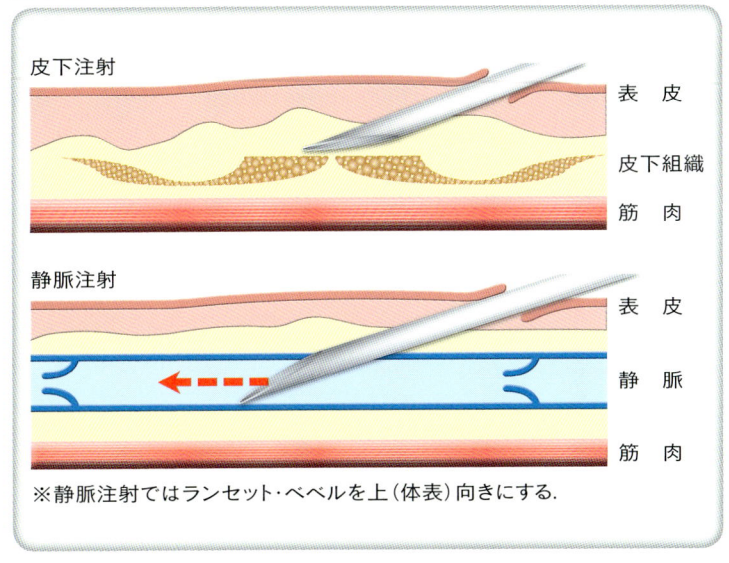

皮下注射　　表　皮／皮下組織／筋　肉

静脈注射　　表　皮／静　脈／筋　肉

※静脈注射ではランセット・ベベルを上(体表)向きにする．

3）浸潤麻酔と伝達麻酔の使い方

　インプラント埋入手術やサイナスリフト，ソケットリフトなどの骨膜を剥離・伸展する手術では，抜髄などの歯1本の麻酔とは異なり，必要な麻酔範囲が不明瞭です．

　したがって浸潤麻酔注射と伝達麻酔注射の両方を実践します．すなわち，浸潤麻酔注射は切開する粘膜と骨膜，そして剥離・伸展する骨膜へ行います（図4-3a～c）．骨膜下への薬液の浸潤を待ち（図4-3d），骨を麻酔するために骨膜下（図4-3e）および骨内注射を行います（図4-3f）．

　伝達麻酔注射は，神経が顎骨に入る孔（入口）と，神経が顎骨から出る孔（出口）近くの骨膜下へ注射します（図4-3h）．

＜浸潤麻酔注射＞

図4-3a　注射針先端：刃面を粘膜面に合わせる

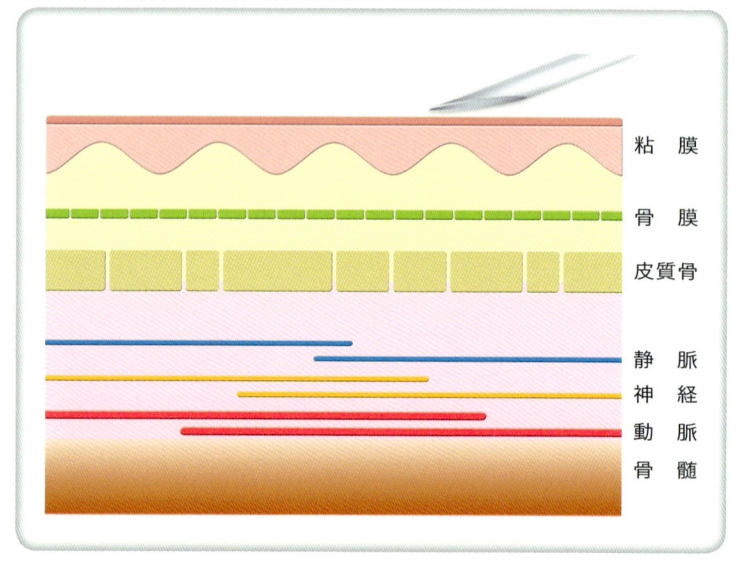

3）浸潤麻酔と伝達麻酔の使い方

図4-3b　局所麻酔剤を粘膜表面に湿潤させる（表面麻酔）

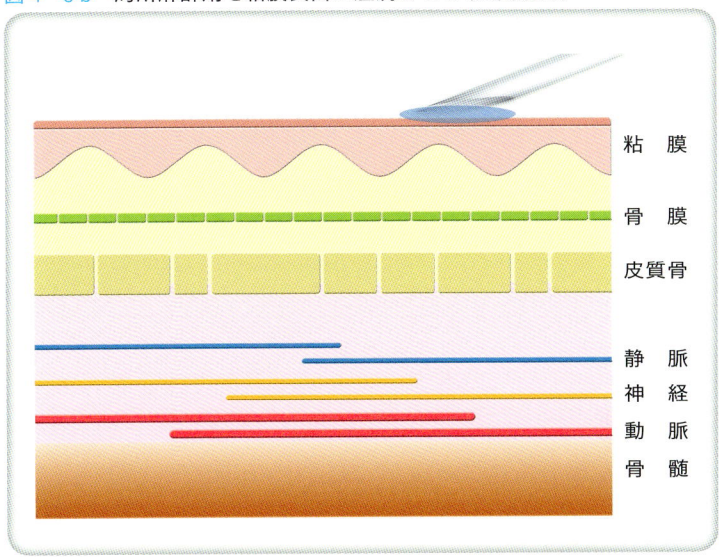

図4-3c　粘膜下へ注射針穿刺，薬液注入（粘膜下注射）

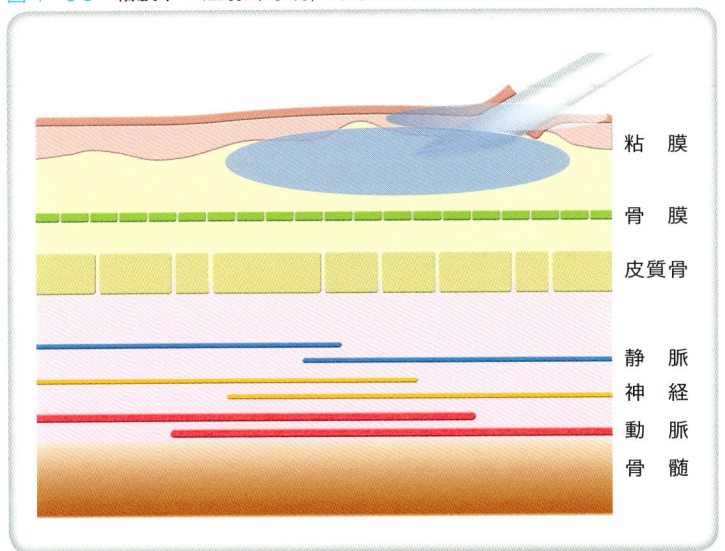

4．注射方法

図4-3d 注射液が骨膜に浸潤するのを待つ

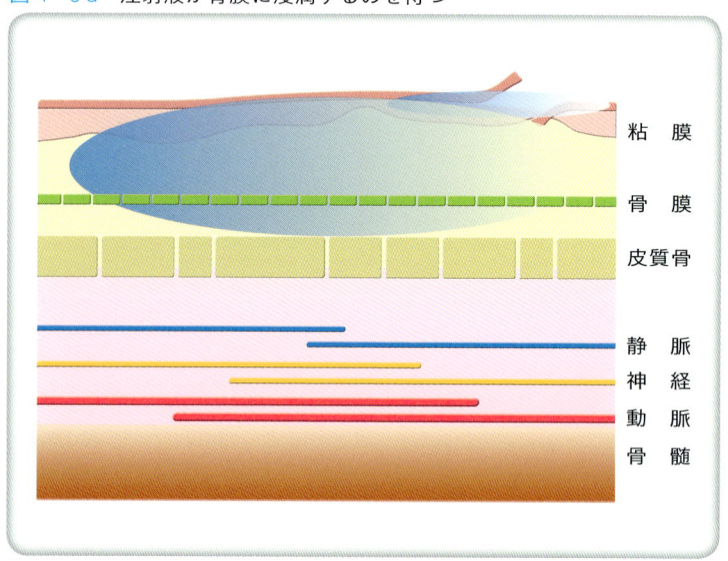

図4-3e 刃面を骨膜下へ刺入し薬液注入(骨膜下注射)

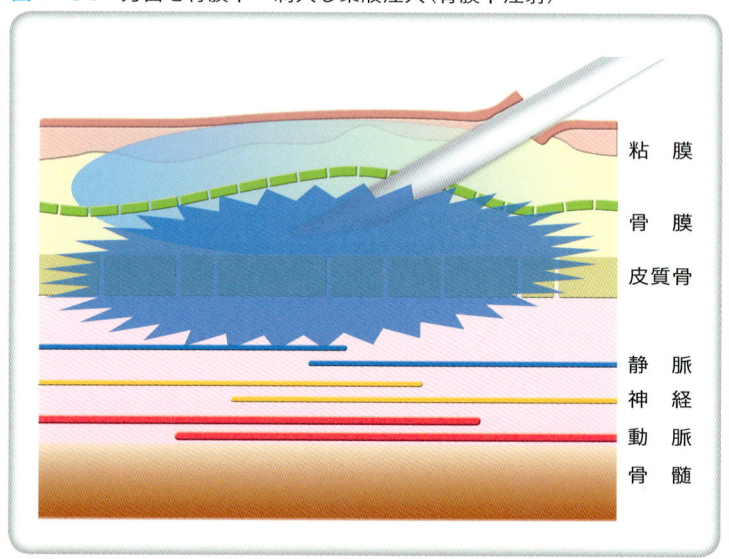

3）浸潤麻酔と伝達麻酔の使い方

図 4 - 3 f　刃面を骨内へ刺入し薬液注入（骨内注射）

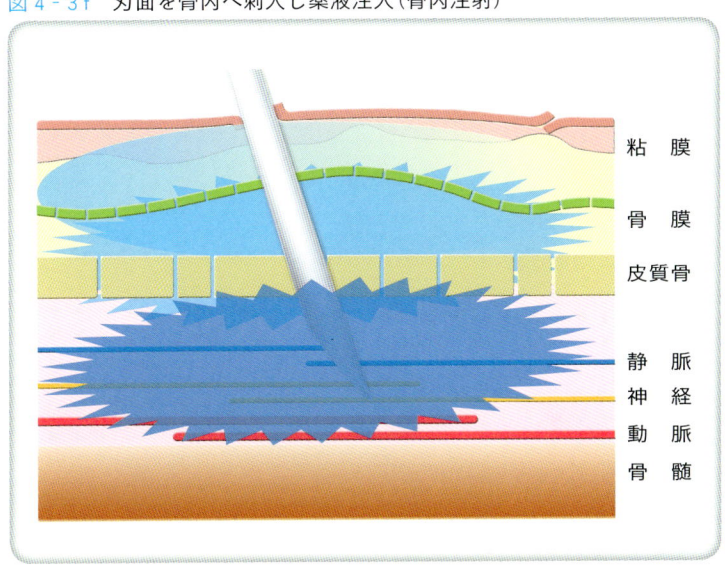

粘　膜
骨　膜
皮質骨
静　脈
神　経
動　脈
骨　髄

図 4 - 3 g　抜針・止血

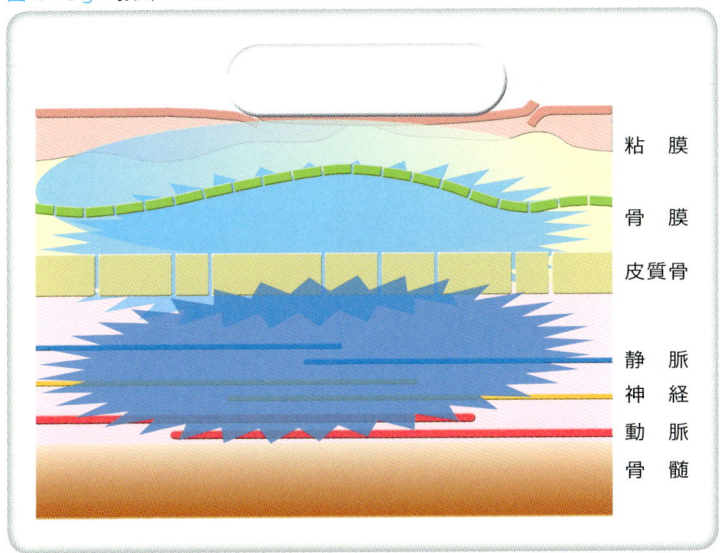

粘　膜
骨　膜
皮質骨
静　脈
神　経
動　脈
骨　髄

4．注射方法

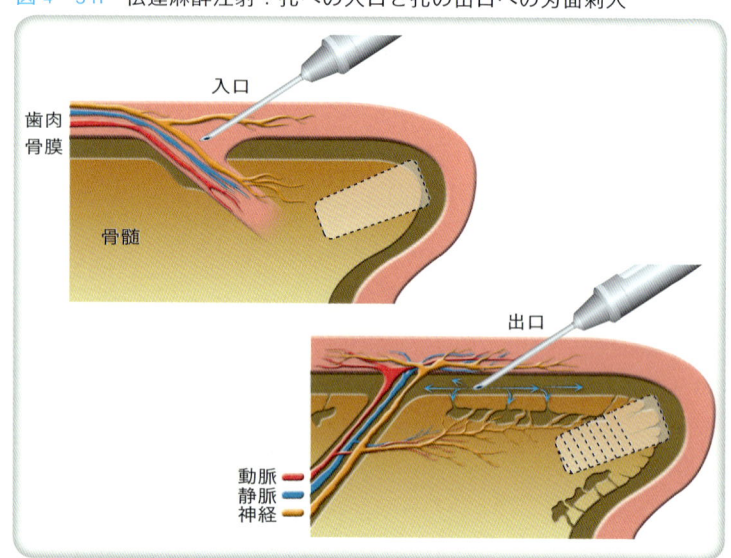

図4-3h　伝達麻酔注射：孔への入口と孔の出口への刃面刺入

4）歯科における局所麻酔注射手技の基本

　注射器は握らずに持つ(つまむ)ことを意識します(図4-4)．つまむことで小指が脱力し，この小指を注射する部位と同じ顎に当て支点を確保します．じっくりと針の穿刺・刺入を行い，薬液を注入し，十分量を目的組織に浸潤させます．神経，血管，粘膜を損傷しないように針先・刃面を意識し丁寧に注射します．

　注射針は長・短を使い分けます．最初の注射(第1注射)では長い針(25mm)を用い，口蓋，舌側，そして骨内注射には短い針(12mm)を用いて，ランセット・ベベル(刃とカット面；刃面)を骨膜下，骨内に刺入します．

　注射器は電動加圧式，手動ラチェットハンドル加圧式，そして伝統的(一般的)手動加圧式(吸引機構付き)の注射器を使い分けます．

　最初の注射(第1注射)には緩徐注入が簡単にできる電動加圧式注射器を用います．続く骨膜下への注射となる第2注射およ

4）歯科における局所麻酔注射手技の基本

図4-4　注射器の把持法

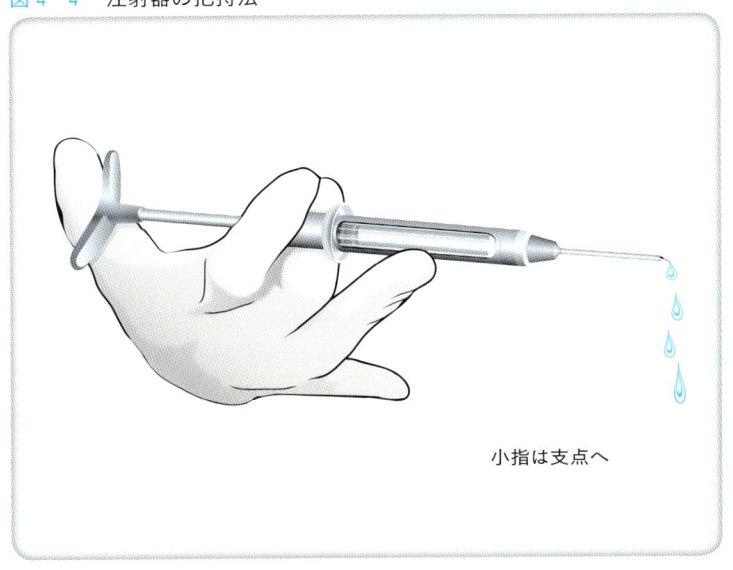

小指は支点へ

び第3注射の口蓋側には，手動ラチェットハンドル加圧式，伝達麻酔注射には手動加圧式の注射器を使い分けます．

今回，最初の注射を「第1注射」から総仕上げの注射を「仕上げ注射」とします．

(1) 第1注射操作の基本

①注射部位の炎症・粘膜の状態

⇒注射部位に腫れ，圧痛などがないか消毒しつつ触診する．神経が出る骨孔上を避ける．

②注射器の本体を把持（図4-4）

⇒注射器は握らずに"つまむ"イメージで注射器を把持する．
⇒母指第2関節まで，ハンドルを握り込まない．小指の力が抜けるので小指を注射部位と同じ顎に当て，支点とする．

③患者の容体を観察

⇒めまい，ふらつき，虚脱感，胸のドキドキ，息苦しさ，頭が痛いなどの訴えがないことを確認しながら注射する．

④注射動作点検
⇒刃面から薬液滴下を確認する．

⑤注射時のレスト（支点）を確保
⇒小指で注射する部位と同じ顎へ支点（レスト）を確保する．

⑥刃先のめくれを防止
⇒刃面は粘膜表面に合わせ，穿刺・刺入，骨には当てない．

⑦痛くない注射
⇒粘膜・骨膜への穿刺・刺入は緩徐注入しながら刺入する．

⑧薬液の局在化と注入量
⇒粘膜の膨らみを確認しながら緩徐注入する．

⑨安全な注射操作
⇒上顔面（眼窩）上で操作せず，下顔面方向からアプローチする．
⇒注射に際し，注射する部位と同顎へ支点（レスト）を確保する．
⇒注入前には不快事項の確認と吸引テストを行う．
⇒注入圧は動作点検時の加圧強さとする．

⑩出血防止
⇒切開および穿部位への粘膜下へ「仕上げ注射」として血管収縮剤添加の局所麻酔注射剤を注入する．

⑪器材の破損防止
⇒針管を指で基部から折り曲げない．
⇒必要なときはインスツルメント（ピンセットの柄）で挟み，針管中央部分を屈折する（図4-5）．

⑫効果を確認
⇒触診し無痛を確認する．

（2）注射器材と取り扱いに関する推奨事項
①注射器
・第1注射には緩徐注入が可能な電動注射器を用いる．
・小さく，軽く，ハンドリングの良い注射器を用いる．

4）歯科における局所麻酔注射手技の基本

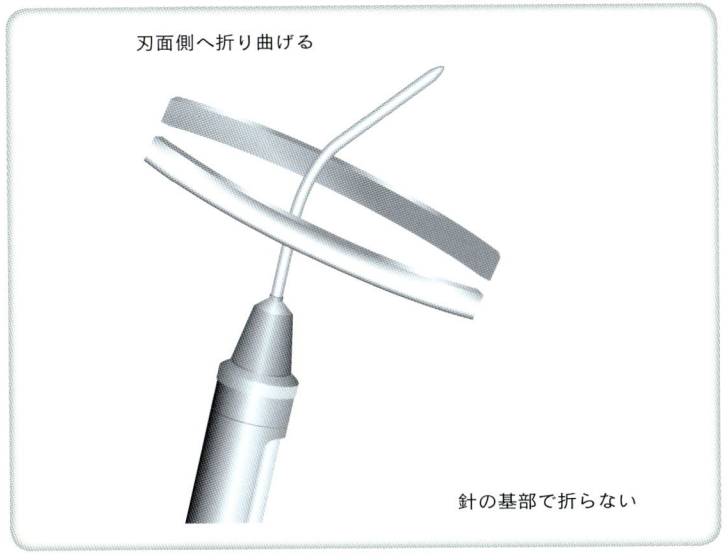

図 4-5　ピンセット把持部を用いた注射針屈曲法

刃面側へ折り曲げる

針の基部で折らない

- ラチェットハンドル（ペン型またはピストル型）は骨膜下および骨内注射に用いる．
- 手動加圧式のハンドル加圧（旧型）は伝達麻酔注射の際に用いる．
- 手動，電動ともに吸引機構付き（プランジャーロットの矢尻ではない）を用いる．

②注射針（針管）
- 第1注射には31G，33G のものを用いる．
- 粘膜下注射には長さ20mm のものを用いる．
- 骨内注射には12mm 程度のものを用いる．
- 切れの良い針先：刃面（多面ランセット）加工されたものを用いる．
- ランセット・ベベルと反体側にマークがある．
- 針管基部で折れ，断裂しない．

5 浸潤麻酔

　浸潤麻酔注射は薬液が注入される部位によって，粘膜下注射法，傍骨膜注射法，筋肉内注射法，骨膜下注射法，骨内注射法に分類されています．インプラント手術の局所麻酔では骨に薬液を湿潤させ，薬液を局所に局在化させることを強く意識して注射します．すなわち，骨と骨髄の麻酔が必要です．

1) 注射方法

(1) 粘膜下・傍骨膜下への注射法(submucosalparaperiosteal injection)

　歯科でもっとも多く用いられている麻酔法で，粘膜下組織内に局所麻酔薬液を注入し周囲組織へ浸潤させることにより，目的とする部位の知覚神経終末に直接的に作用させ，麻痺させる方法(周囲麻酔も含む)です．最初の注射(第1注射)では電動注射器を用いた歯槽粘膜下への低圧緩徐注入を推奨します．

(2) 骨膜下注射法(subperosteal injection)

　骨膜と骨との間に局所麻酔薬注射液をゆっくりと一定の圧をかけて注入します．骨小孔などを通じて骨髄内に薬液を浸潤させて知覚神経終末を麻痺させる方法です．刃面を骨膜下(骨面)に滑らせるように刺入します．臨床では粘膜下注射に続いて注射します(第2注射)．針刺入に際して，刃面を上向き(反骨表面)にして針先を強く当てると，針先がめくれます．めくれた針先は神経や粘膜を損傷するので十分に注意してください．適切な薬液注入は骨膜の剝離を容易にします(図4-3e参照)．

(3) 骨内注射法(intraosseous injection)

　歯の欠損部位への骨内注射法は，歯槽頂にある骨小孔に歯槽方向から刃面を刺入します．低圧かつ緩徐注入することで薬液を局在化させ，局所麻酔薬中毒の防止につながります．粘膜下注射法または骨膜下注射に続く第2注射として実施します．

1）注射方法

　この方法の利点は，的確に無痛が得られることと軟組織の腫脹をきたさないことで，インプラント埋入手術では積極的に実施される要の注射法です．ただし薬液の吸収が速く，数十秒後に添加アドレナリンのβ作用が頻脈を誘発する欠点があるので，十分な注意が必要です（図4-3f参照）．

(4) 周囲麻酔法（field block）

　手術部位の周囲へ局所麻酔薬注射液を注入する周囲麻酔法を意識した浸潤麻酔注射が有効です．手術部位の周囲組織に局所麻酔薬を注入し，その周囲の神経を麻痺させる方法で，炎症部位やリンパ節摘出，膿瘍切開，移植皮膚の採取など，局所の変形を予防したい手術に用います．インプラント手術局所麻酔の基本的概念であり，積極的に導入する方法です（図5-1）．

図5-1　周囲麻酔法の針刺入

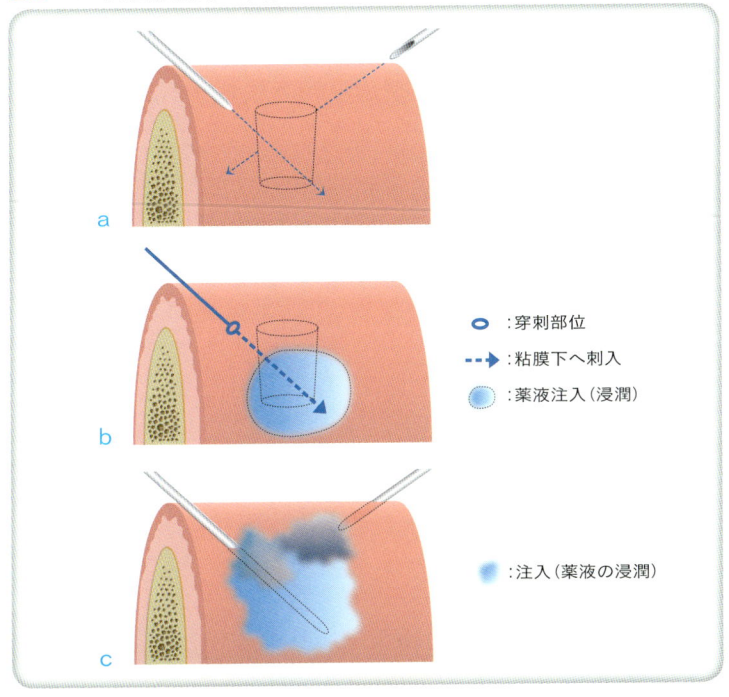

○：穿刺部位
--▶：粘膜下へ刺入
：薬液注入（浸潤）

：注入（薬液の浸潤）

5・浸潤麻酔

43

2） 骨膜下へ行う浸潤麻酔注射（第2注射）の手技

　唇側・頰側における粘膜下注射（第1注射）に続いて実施することで，骨膜下・骨内への第2注射の痛みを緩和します．

　骨膜下へ刃面（ランセット・ベベル）全体を刺入し，薬液を注入します．

＜注射の手順＞

- 穿刺部位粘膜の無痛を確認する．
- 刃面を粘膜に合わせて穿刺する．
- 針先を骨膜下へ刺入し，骨面に刃面全体を合わせるように刺入する（ハンドルは無加重；握らない）．
- 注入前にカートリッジ内へ血液流入がないことを確認する．
- 薬液を注入（薬液が針先から滴下する速度）に際し抵抗を確認する．
- 圧をかけて緩徐に注入する．
- 骨膜および粘膜のわずかな膨らみを確認（液漏れのないことを確認）し適量を注入する．
- 注射針を抜き，液漏れを防止する（粘膜を圧迫）．
- バイタルサインをチェック（とくに心拍数上昇や患者の不安の有無）．

　その後，適宜，骨内注射，および舌・口蓋側注射などの第3注射を行います（図5‑2 a, b）．

2）骨膜下への浸潤麻酔注射（第2注射）の手技

図5-2a　骨膜下への刺入と薬液注入（側面）

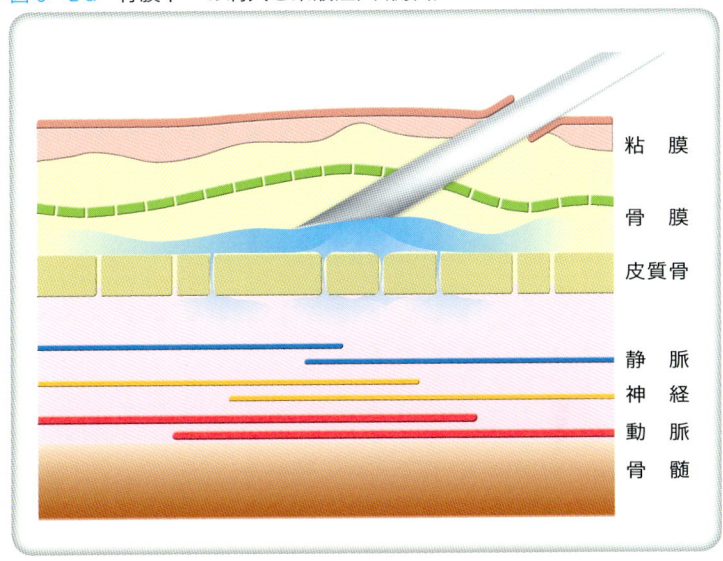

粘　膜
骨　膜
皮質骨
静　脈
神　経
動　脈
骨　髄

図5-2b　骨膜下への刺入と薬液注入（正面）

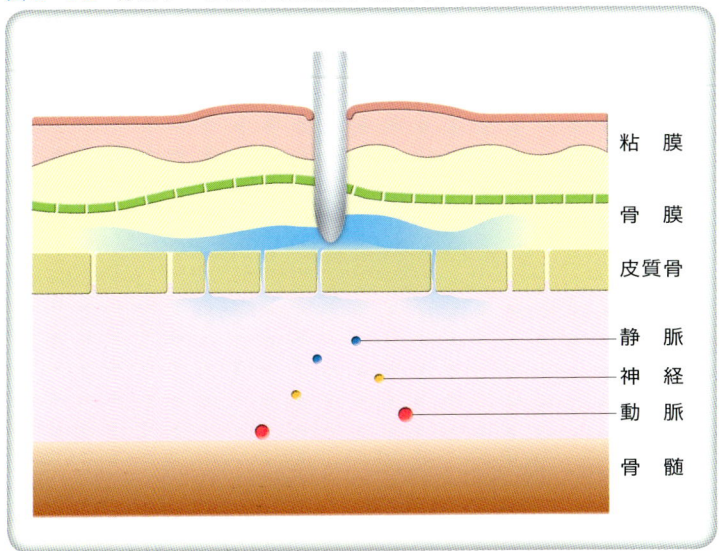

粘　膜
骨　膜
皮質骨
静　脈
神　経
動　脈
骨　髄

6 伝達麻酔

　神経が顎骨に入る孔への伝達麻酔注射も必須です．加えて，手術部位周囲または近くの孔へ行います．伝達麻酔とは，脊椎麻酔と硬膜外麻酔を除いた，知覚神経伝導路において局所麻酔薬を中枢側の神経幹周囲へ注射し，末梢の神経領域を麻酔する方法です．少量の麻酔薬で広範囲の麻酔効果を得ることが可能であり，浸潤麻酔に比較して効果の持続時間は長くなります．

　口腔・顔面領域の伝達麻酔注射では，頭蓋底および上・下顎骨の孔付近へ注射針を刺入し(口外法もあり)，神経幹の周囲へ薬液を注入します．孔の中へ針を刺入するのは切歯孔(管)のみです．インプラント手術のための伝達麻酔注射の多くは口腔内から注射します(口内法)．伝達麻酔注射では針先で神経や血管を損傷する危険性があります．血管内への薬液誤注入では，眠気やふらつきなどの急性中毒を誘発させます．注射に際しては，十分な解剖学的知識と安全・的確な注射手技(確実な把持，刃先のブレの防止，刃先を骨に当てない：めくれ防止，注入前の吸引テストと緩徐低圧注入；中毒防止)が必須です．

　三叉神経の分枝と孔を図6-1a,bに示します．歯槽孔伝達麻酔注射は上顎結節の傍骨膜への浸潤麻酔注射，下顎孔伝達麻酔注射は翼突下顎隙へ浸潤麻酔をイメージして注射を行います．歯槽孔伝達麻酔では，針先を傍骨膜へ15mm程度刺入し，薬液を注入します．下顎孔伝達麻酔注射では5〜10mm刺入します(近位法)．その他の伝達麻酔注射では孔直近の骨膜下へ薬液を注入します．眼窩下孔，オトガイ孔，大口蓋孔内には刺入しません．注入に際して抵抗が強いときには1mm引く，または刃面を左右に90度回転し，薬液を注入します．伝達麻酔注射の疼痛緩和には，穿刺・刺入部位への浸潤麻酔を先行することが有効です．

1）局所麻酔注射の準備・使用器材

図6-1a　三叉神経の分布（頬側面観）と伝達麻酔注射法

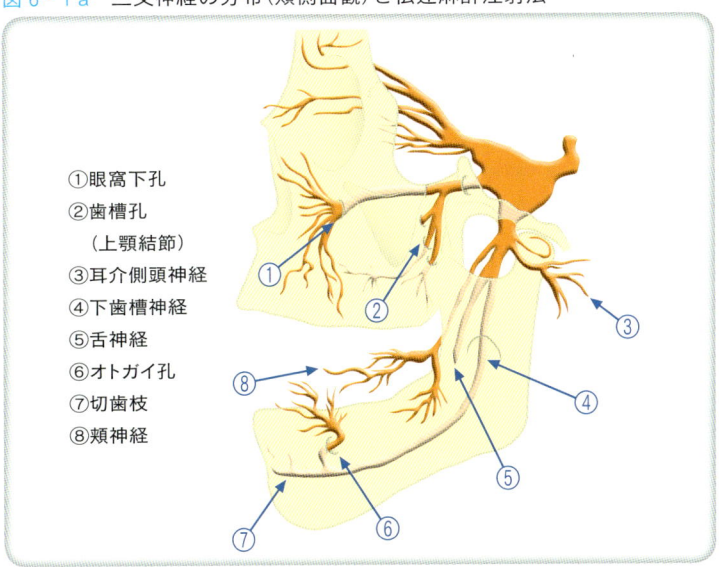

①眼窩下孔
②歯槽孔
　（上顎結節）
③耳介側頭神経
④下歯槽神経
⑤舌神経
⑥オトガイ孔
⑦切歯枝
⑧頬神経

図6-1b　三叉神経の分布（正中離断面観）と伝達麻酔注射法

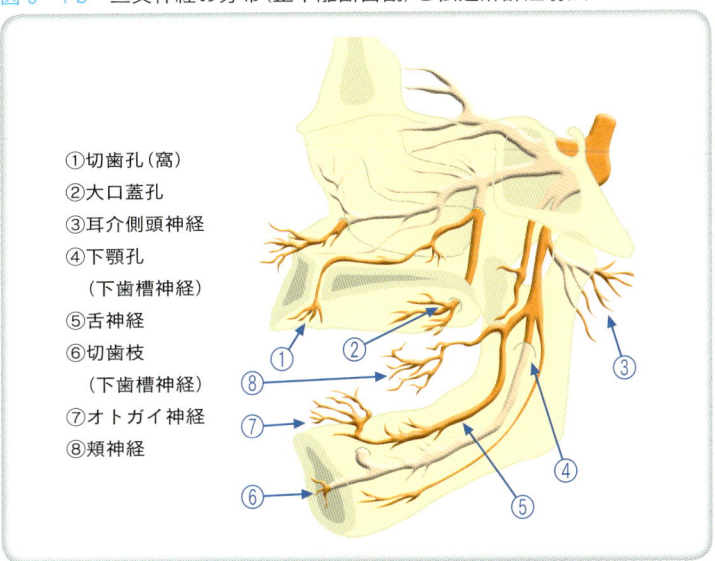

①切歯孔（窩）
②大口蓋孔
③耳介側頭神経
④下顎孔
　（下歯槽神経）
⑤舌神経
⑥切歯枝
　（下歯槽神経）
⑦オトガイ神経
⑧頬神経

（図6-1a, bは小谷順一郎編：スタンダード全身管理・歯科麻酔学　第2版，学建書院，東京，2011より改変）

6・伝達麻酔

1）局所麻酔注射の準備・使用器材

（1）電動注射器
- ペンタイプ（コンピュータ制御コードレス）電動注射器：アネジェクトⅡ（日本歯科薬品株式会社）

（2）カートリッジ専用注射器を使用する場合
- カートリッジ専用注射針，27・30G（デントロ歯科用ディスポーザブル注射針，刃面と反対側にマークあり），20mm
- カートリッジ専用注射器（吸引機構付きを推奨）：小型カートリッジ（カートリッジシリンジ，50-110；北医療型）（YDM）
- 注射液：1.8ml カートリッジ剤（キシロカインカートリッジ，シタネスト・オクタプレシン）
- キシロカインポリアンプ（2％，5ml）

（3）シリンジ（1回使用）を用いる場合
- 神経ブロック針，25G（ビー・ブラウンエースクラップ社，BL-2522），22mm
- シリンジ：2ml または 5ml（中口型）
- 注射液：キシロカインポリアンプ（2％，5ml）

なお，その他局所麻酔注射に際して準備しておく事項を図6-2に示す．

2）注射器材に関する推奨事項

- ハンドリングの良い注射器⇒ペンタイプ注射器
- 吸引操作ができる注射器⇒ラセン銛状プランジャー
  　　　　　　　　　　　　⇒吸引機構付き
- 反らない折れ曲がらない針⇒歯科用では27G，20mm
- めくれない針先⇒25G，神経ブロック針（刃面は屋根型，刃先が鈍角化）
- 小さくハンドリングの良い注射器⇒2.5ml シリンジ
- 可能な限り血管収縮添加注射剤を用いる．
- 骨膜下注射には歯根膜用注射器（パロジェクト）を用いる．

図 6-2　局所麻酔注射に際しての準備

　　　　□患者の体調が不良でないこと
　　　　□持病がある患者では服薬の確認
　　　　□持病に対する頓服薬の携帯(持参と提示)
　　　　□バイタルサインは正常であること
　　　　□体重，年齢から換算した安全基準用量はいくらか
　　　　□患者への頻尿，尿漏れ対策
　　　　□むせ誘発を防止する的確な排唾吸引を実施
　　　　□生体情報モニタ(心電図付き)
　　　　□表面麻酔薬
　　　　□患者急変に対するスキルとインフラ整備

3） 注意事項

- 各孔の開口部を指先で触知・圧迫し，位置を確認する．
- 穿刺部位に炎症がないことを触診にて確認する．
- 刺入に際してはランセット・ベベル(刃面)を骨面に向ける．
- 針先は刃面とは逆方向に反り刺入される．
- 針先を骨に強く当てない．
- 切歯孔以外は，孔内に刃面・針管を刺入しない．
- 針先の小刻みな動きやブレ，抜き刺しの繰り返しは危険．
- 骨孔付近における傍骨膜・骨膜下へ薬液を注入する．
- 低圧，緩徐な注入を実施する．
- 注入に際して抵抗を認めるときには，針を 1 mm 引き，吸引テスト後に低圧注入を試みる．吸引テストは適宜繰り返す．
- 針先や刃面全体が血管内に刺入されていても，吸引テストで血液の逆流を認めないことがある(血管壁や血管内の逆流防止弁が刃面に付着し吸引を妨げるため)．
- 注入後針を抜き，穿刺・刺入点をガーゼで押さえる(圧迫止血と薬液流出，強すぎる圧迫は薬液の局在化を減弱)．

4）上顎神経の伝達麻酔法

　上顎神経は頭蓋底に左右ある正円孔から出て上顎へ分布します．針を孔内へ刺入するのは切歯孔（管）のみであり，その他の孔では孔付近の傍骨膜・隙または骨膜下へ注射します．

（1）歯槽孔（上顎結節）への注射法

　上顎神経の後上歯槽枝は，上顎結節に数個ある歯槽孔から上顎骨に入り，同側の大臼歯歯髄，歯根膜，歯槽骨，頬側歯肉に分布しています．注射針を25mm以上刺入し，顎動脈翼突筋静脈叢を損傷すると出血や血腫を起こします．刃面を骨膜に向けることが大切です．針先を骨に強く当てる，または小刻みな刺入を繰り返すと出血させるので，針先を骨に当てないこと，刃面を骨表面（歯槽孔）へ向け，針刺入は1回のみにすることを推奨します（図6‐3 a〜f）．

＜注射法＞
- 穿刺点は同側最後方の歯肉歯槽粘膜移行部とする．
- 刺入は針を少しツイスト（よじり）しながら緩徐に行う．
- 刺入の角度は，上顎大臼歯部歯槽骨外側面に対し15度，大臼歯咬合平面に対し45度をなす後上方内方に向け，刃面を骨膜へ合わせるように15〜20mm刺入する．
- 注射器を反対側手指でしっかり把持し，吸引テストを行う．
- 薬液をゆっくり1/4ずつ計1/2〜1Ct注入する．

＊顎動脈翼突筋静脈叢を損傷すると出血や血腫を起こします．

図6‐3〜10：**見方と読み方** ･････････････････････････････････
- 刺入方向：実線の矢印
- 穿刺部位：白抜き丸印
- 刺入長さ：点線の矢印
- 薬液の注入→浸潤：水色の範囲
- 注入量：1.8mlカートリッジ剤を1として表記

4) 上顎神経の伝達麻酔法

図 6-3 a, b　歯槽孔への注射（正面観）

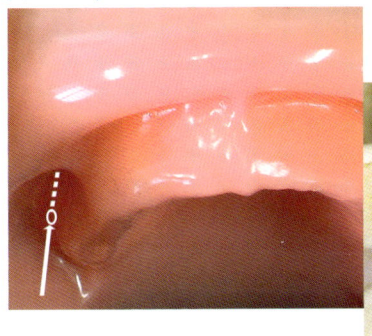

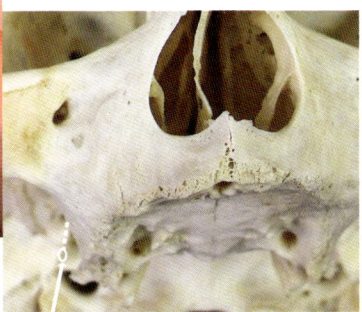

図 6-3 c, d　歯槽孔への注射（口蓋面観）

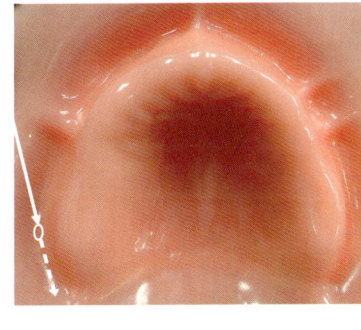

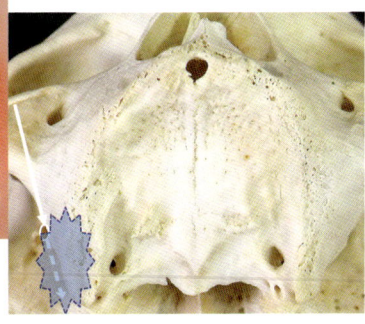

図 6-3 e, f　歯槽孔への注射（側方面観）

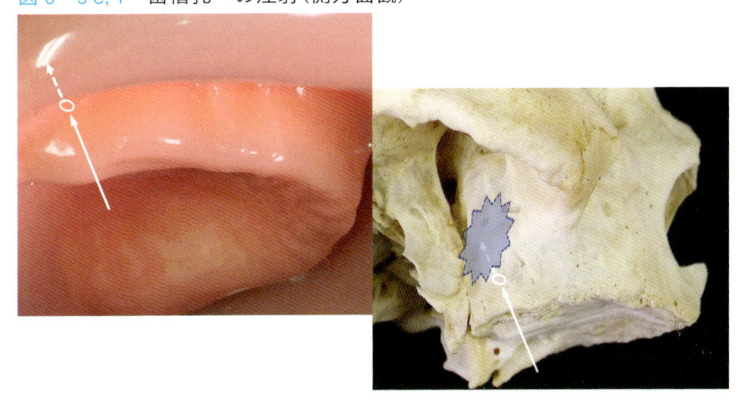

6・伝達麻酔

51

（2）大口蓋孔注射法

　大口蓋孔は上顎最後臼歯部の口蓋歯槽頂より0.8〜1.5cm正中よりに内前方に開口しています．

　針を大口蓋孔に深く刺入し，薬液を注入すると小口蓋神経が麻酔され異物感や嘔気を訴えるので，孔内への刺入・注入は行いません．刃面を孔手前の傍骨膜または骨膜下へ刺入し，薬液を注入することで骨と粘膜を麻酔します（図6‐4a〜d）．

＜注射法＞
- 患者の顎位は開口で口唇も大きく進展させる．
- 穿刺点は，第二大臼歯相当の歯槽頂から5〜10mm正中より口蓋粘膜とする．
- 刃面を粘膜面へ合わせ穿刺する．
- 刺入方向は反対側の前歯部方向とする．
- 刺入角は口蓋の歯槽骨表面に対し，15〜30度を目安にする．
- 刃面を孔手前の骨膜下へ刺入する．
- 刺入長さは，5mm程度とする．
- 吸引テストを行う．
- 薬液（1/4Ct）程度を注入する．

4） 上顎神経の伝達麻酔法

図6-4a, b　大口蓋孔への注射（正面観）

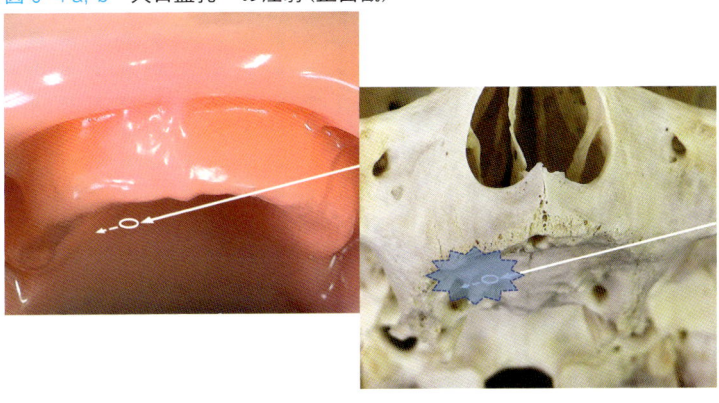

図6-4c, d　大口蓋孔への注射（口蓋面観）

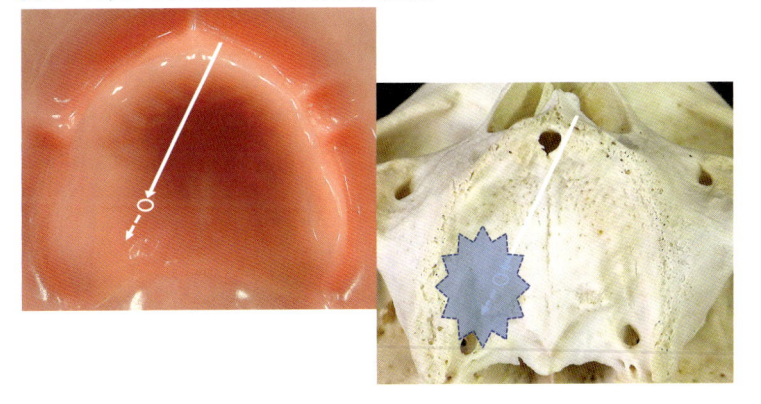

6

伝達麻酔

(3)切歯孔注射法

　切歯孔(管)は口蓋正中線上で歯槽頂から5〜10mmに存在し，孔の大きさは5〜7mmあります．左右の2本の神経が送行し，切歯孔から鼻口蓋神経が出て，上顎前歯部口蓋粘膜に分布します．切歯管内には前歯枝が分岐しているので，針を10mm(管内：5〜7mm)刺入し薬液を注入します．なお，この注入では強圧を必要とします．トルクの弱い電動注射器では注入することができません．

＜注射法＞
- 刺入点は口蓋正中線上で切歯乳頭中央部の側縁とする．
- 針先の刃面を粘膜面に合わせ，中切歯歯軸と平行に穿刺し切歯管中へ針を10mm刺入する．
- 吸引テストを行う．
- 刃面を左右に回転し，1/8（計1/2 Ct）ずつ注入する．

＊なお，針を管入口まで刺入し，薬液を注入した場合には下鼻道鼻粘膜を麻酔することができます(図6-5 a〜d)．

(4)正円孔注射法

　正円孔付近に薬液を注入して上顎神経幹を麻酔する方法です．インプラント関連手術には不要なので割愛します．

4) 上顎神経の伝達麻酔法

図 6-5 a, b　切歯孔（窩）への注射（口蓋面観）

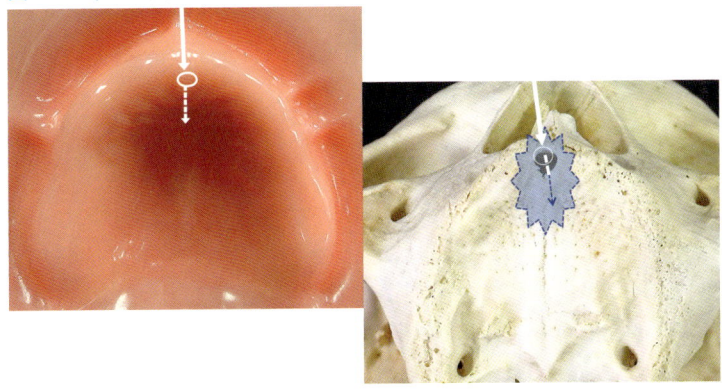

図 6-5 c, d　切歯孔（窩）への注射（側方面観）

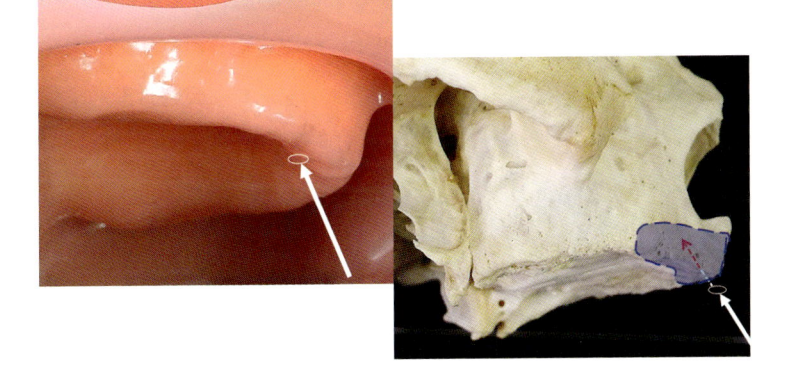

6
・
伝達麻酔

55

（5）眼窩下孔注射法（口内法）

　眼窩下孔の位置は眼窩下縁のほぼ中央，下縁より0.5～1.0cm下にあり，成人では内下方に向かって開口しています．

　眼窩下神経は眼窩下孔から出て，同側の下眼瞼，鼻翼，上唇，前頬部の皮膚と粘膜，上顎前歯部唇側の歯肉，骨膜，中切歯，側切歯，犬歯の歯髄，上顎洞前壁に分布します（図6-6a～f）．

　本法は上顎前歯部のインプラント埋入やGBRに適応されます．孔には針先を刺入せず，孔直下の傍骨膜および骨膜下への注射を推奨します．

＜注射法（口内法）＞
- 眼窩下孔の位置確認（指で眼窩下孔上の皮膚を圧迫）．
- 上口唇を指で伸展・挙上，歯肉・口唇移行部を緊張させる．
- 刺入点は同側の中切歯の歯肉唇移行部とする．
- 刃面を粘膜面に合わせ穿刺する．
- 刺入は中切歯・側切歯の歯冠方向から行う．
- 刺入角度は15～30度とする．
- 刺入長さは眼窩下孔（皮膚を圧迫した指の下）に向け15cm程度とする．
- 眼窩下孔直下の骨膜へ達したら，吸引テストを行う．
- 薬液を緩徐に注入する．注入抵抗が強いときには刃面を左右に回転させる．
- 抜針し，穿刺部位を圧迫する．

4）上顎神経の伝達麻酔法

図 6-6 a, b　眼窩下孔への注射（正面観）

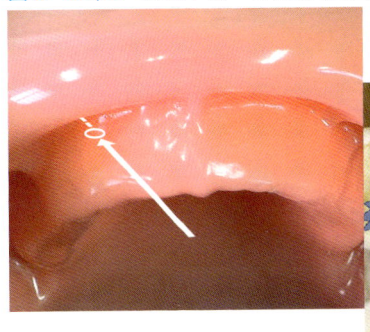

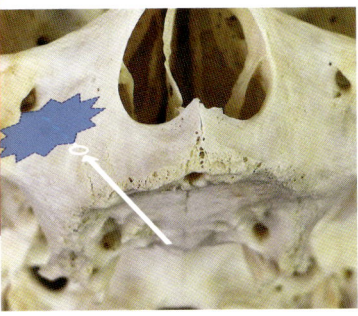

図 6-6 c, d　眼窩下孔への注射（口蓋面観）

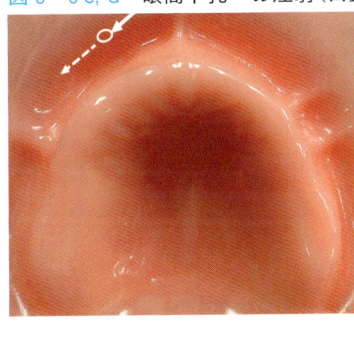

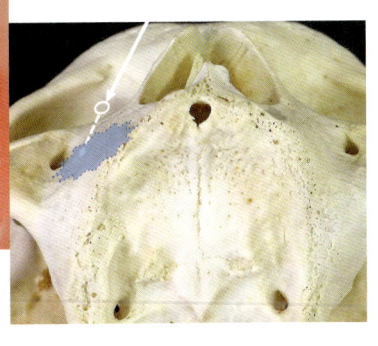

図 6-6 e, f　眼窩下孔への注射（側方面観）

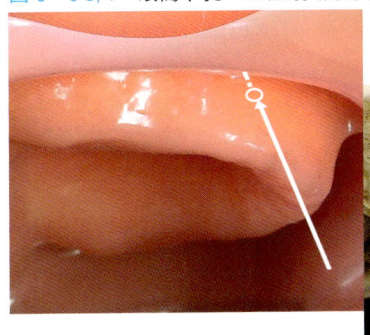

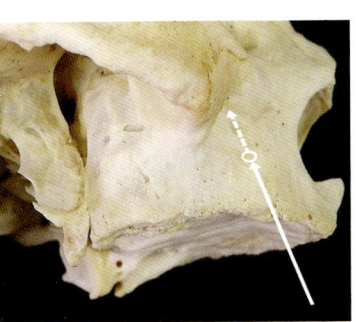

6

伝達麻酔

57

5）下顎神経の伝達麻酔法

　下顎神経は頭蓋底の卵円孔から出て，下顎孔から下歯槽管へ入り，下歯槽神経となり下顎に分布します．下顎孔に入る手前で耳介側頭神経，頬神経，舌神経を分岐します．

（1）下顎孔注射法

　下顎孔は下顎枝内面のほぼ中央に位置し（図6-7a, b），翼突下顎隙の下端（最下部）にある下顎小舌が下顎枝前方から庇のように覆うので，後上方に開口しています．なお，この下顎小舌には蝶下顎靱帯が着しています．したがって，下顎孔はこの靱帯の上方・内側へ薬液を浸潤させることが基本です．

　下歯槽神経は下顎同側の歯髄，歯根膜，歯槽骨，下口唇，口唇周囲・オトガイ皮膚，切歯舌側歯肉に分布します．下顎孔付近（翼突下顎隙の前方）への薬液注入では舌神経も麻酔します．したがって，同側の舌側歯肉，舌尖部の粘膜，舌下腺も麻酔します．

　なお，下顎孔伝達麻酔では下顎臼歯部の頬側歯肉および頬神経を麻酔できないので，頬側歯肉・粘膜下への浸潤麻酔を必ず併用します．

＜注射法＞

　注射法には口内法と口外法とがありますが，歯科では口内法が一般的です．

　口内法には直接（直達）法と間接（二・三進）法，そして近位法があります．針先のめくれ，神経・血管・組織の損傷を防止するために，"直接法"と"近位法"を推奨します．

（2）アキノシ法（Akinosi法）

　利点は患者の口を閉じたまま注射できることです．注射針を上顎最後方臼歯の遠心歯肉頬移行部に咬合面と平行に刺入する方法で，下歯槽神経，オトガイ神経，舌神経，顎舌骨筋神経を麻酔します．

5）下顎神経の伝達麻酔法

図6-7a, b　下顎孔．a：厚い下顎骨，b：薄い下顎骨（刺入方向）

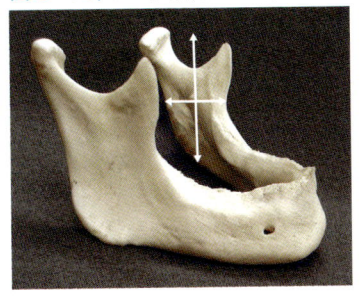

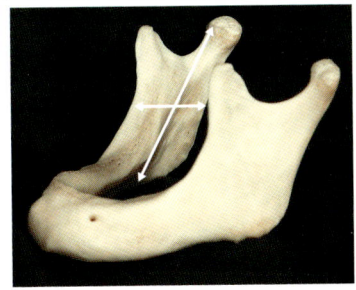

（3）ゴオゲート法（Gow Gates法）

　最大開口の状態で針を下顎頭翼突筋窩下の下顎頸へ刺入する方法です．利点は従来の下顎孔伝達麻酔法に比べて高い成功率が得られることです．

　1973年Gow Gates氏により提唱された下顎神経ブロックの方法で，下歯槽神経，オトガイ神経，舌神経，顎舌骨筋神経，耳介側頭神経，頬神経を麻酔します．

＜注射法＞
- 十分に開口させた状態にする．
- 穿刺点は耳珠下縁と口角を結ぶ線上で，上顎第二大臼歯相当の歯槽頂より5〜10mm下方，遠心部に近接する頬粘膜とする．
- 刺入方向は反体側の下顎犬歯より下顎骨関節突起頸部へ．
- 刺入長さは25mm程度とする．

（4）卵円孔注射法

　卵円孔付近へ薬液を注入すると下顎神経のすべての麻酔が得られます．インプラント関連手術には積極的に適応しないので割愛します．

（5）下顎孔伝達麻酔注射（口内法）

簡単で確実な直接法を解説します（図6‐8a～d）．

<注射法>

- 患者の開口を維持する．
- 注射器を右手で把持し，左示指または母指で臼歯部頬粘膜を伸展させながら最後方臼歯部頬側面に沿って進めると外斜線（下顎枝前縁）を触知する．
- 続いて示指を下顎枝上に進めて，指先を内斜線上（内側翼突筋の前縁に張られた靱帯）に置く．なお，内斜線は触知できないことも多い．
- 刺入点は指先の上方（下顎歯列弓より10mm上方）で内斜線と翼突下顎縫線の中間の窪んだ部位（頬咽頭縫線と内斜線の中央で下顎臼歯咬合面より約10mmの高さ）を刺入点とする．
- 内斜線を触知できないときには外斜線（下顎枝前縁）中央の窪み（下顎切痕）に爪先を当て，爪先から10mm内側，歯列から10mm上方を穿刺点の目安にする．
- 刃面を下顎枝内面に向けて，注射器を把持する．
- 針刺入方向は反対側の犬歯・第一小臼歯方向に定める．
- 下顎歯列弓と平行にまっすぐ針先を10～15mm刺入し骨に到達させる．針を20mm刺入し針先が骨に到達しなければ針を15mm引き，第二小臼歯方向から再度刺入する．
- 1mm引いて，吸引テストを行う．この状態で針先は翼突下顎隙にあるので，この状態を保持するために下顎に支点（レスト）を求め注射器をしっかり把持する．
- 血液の逆流がなければ薬液を低圧で緩徐に注入し，吸引テストを適宜繰り返す．患者が不快事項を訴えたら，注射は中断し十分に観察する．
- 抜針は注射器を反対側大臼歯方向（内方または奥）にして抜く（内側にして抜くと針先で神経組織を痛める）
- 注射終了後，5分後に麻酔効果を確認する．

5) 下顎神経の伝達麻酔法

図 6-8 a, b　下顎孔伝達麻酔注射：直達法（正面観）

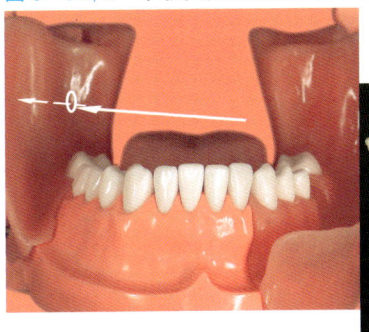

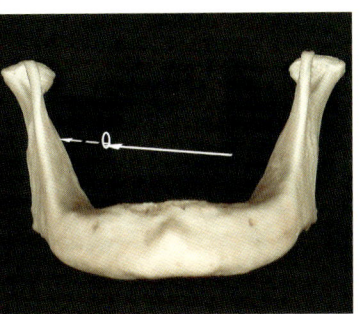

図 6-8 c, d　下顎孔伝達麻酔注射：直達法（咬合面観）

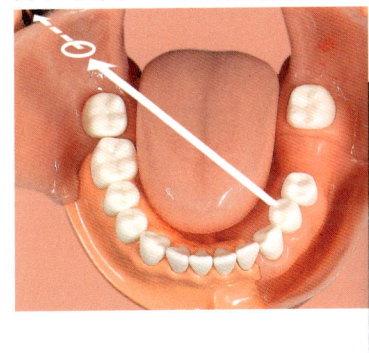

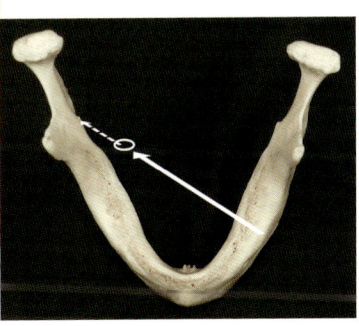

(6) 近位法
- 下顎小舌の前方へ針を刺入します．
- 5 mm 程度針を刺入すると針先は骨面に到達します．
- 効果発現には10分を要することがあります．

(7) 下顎孔伝達麻酔注射時の注意事項
- 下顎孔の相対的な位置変化を考慮します．下顎枝の幅が広い場合は，注射針は深く刺入しないと骨面に到達しません．下顎前突（下顎角の傾斜が大きい）の場合，下顎孔は前上方に位置します．下顎弓の幅の広い人では注射筒の位置が反対側の大臼歯部方向から刺入します．

- 下顎孔注射後に切歯や犬歯に知覚が残る場合があります．これは下顎孔に入る前に分かれた顎舌筋神経や舌神経の知覚線維が下顎骨前歯部舌側より顎骨内に入り，切歯枝とともに歯に分布するためです．
- 内斜線の内下方舌側粘膜下を走行する舌神経を傷つけないように，下顎孔の前内下方へ刺入してはいけません．

（8）オトガイ孔への注射法

オトガイ孔は第一小臼歯と第二小臼歯の根尖部の間で，下顎体頰側の中央の高さで後上方に開口しています．下歯槽神経はオトガイ孔から出てオトガイ神経となり，オトガイの２／３の皮膚，下口唇，唇側歯肉に分布します．なお，第二のオトガイ孔（オトガイ孔より小さい孔）を有することもあるので，出血，麻痺の誘発防止に注意します．

正中付近は左右の前歯枝が交通しているため，正中部の手術では左右のオトガイ孔注射が必要です．下口唇および頰を外下方に伸展しながら，示指を第一小臼歯の歯肉頰移行部から後方に，前方がやや窪んだ位置まで移動して，患者の痛み・ひびきの訴えで，オトガイ孔の位置を確認します．犬歯の歯肉粘膜移行部に穿刺し，針を孔の前上方の骨膜下に刺入します（図6−9 a, b）．

なお，オトガイ孔が上方に開孔している場合では，前方から後方への注射を行う（図6−9 c, d）．

（9）頰神経注射法（図6−10a, b）

下顎神経より前方へ分枝して外側翼突筋の間を下降，下顎第三大臼歯の後方で下顎咬合平面の位置で咬筋前縁に達し，頰筋を貫いて同側の下顎第二小臼歯，第一・二・三大臼歯の頰側歯肉，頰部粘膜，外頰部の皮膚に分布しています．

注射法は，下顎第三大臼歯の遠心頰側部で頰神経が外斜線（下顎枝前縁）上を越えるところの粘膜下へ，そして，下顎切痕へ向けて刺入しつつ薬液を注入する方法もあります．

5）下顎神経の伝達麻酔法

図6-9a, b　オトガイ孔伝達麻酔注射（側面観）

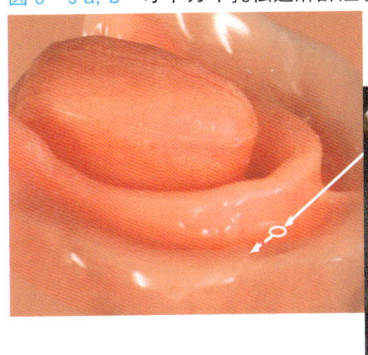

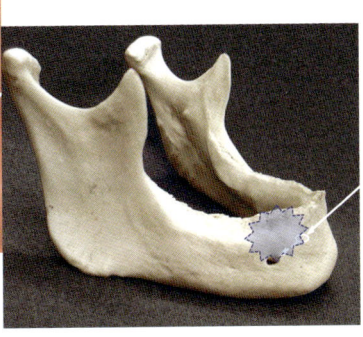

図6-9c, d　オトガイ孔伝達麻酔注射（側方面観）

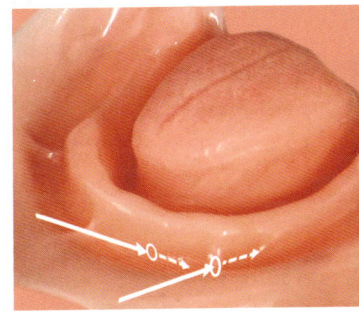

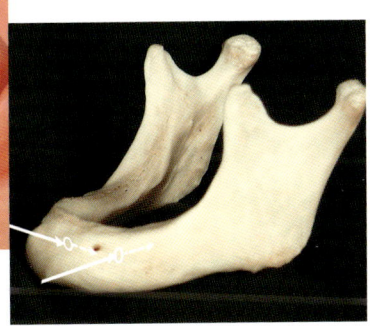

図6-10a, b　頬神経伝達麻酔注射（側方面観）

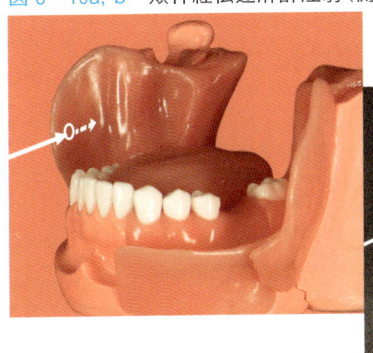

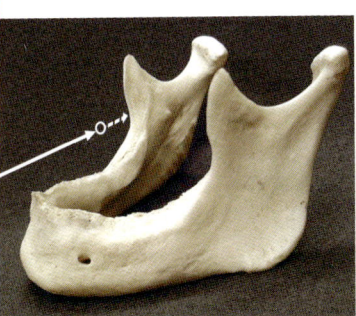

6．伝達麻酔

63

7 局所麻酔注射における基本的注意事項と対策

1）患者管理

　患者の体調を聴取し，患者を十分に観察します．インプラント手術においては，骨切削にドリルなどの振動と音を発する機器を用いるため，骨に伝わる振動や口角をミラーなどで引っ張られる感覚，手術に用いる機械音などが聞こえることを説明し，理解を促します．なお，手術中に痛みを感じたときには「痛い」と訴えるように患者と申し合わせます．術後数時間は口唇や舌のしびれがあったり，喉の動きが鈍るので，口唇や舌を咬んだり，話しにくくなり，水が飲みにくくなることも説明します．手術の翌日になっても口唇のしびれや動きの純麻があれば，対処療法として服薬，星状神経節ブロック注射，レーザー照射療法が必要となることを説明します（図7-1，2）．

（1）手術前
- 体調は良いか確認する．
- 持病への服薬を確認する．
- 持病悪化に対する頓服薬を持参させる．
- 鼻詰まり，誤嚥の有無を確認する．

（2）局所麻酔注射に際して
- 患者の不快の訴え聴取：痛くないか確認する．
- 局所麻酔中毒を見極める．

　⇒中枢神経症状（めまい，眠気，ふるえ，意識消失，全身痙攣）が先行し，続いて心臓に作用（心停止）する．

　⇒患者の容体急変への準備：救急薬剤器具（酸素ボンベとバッグバルブマスク）は見える場所に常備する．

　⇒患者の反応が消失したら，即〝救急出動を要請〟する．

（3）手術中と術後
- 痛くないか確認する．
- 辛いこと，我慢していることの有無を確認する．

1）患者管理

患者の訴え(顎の疲れ，肩凝り，尿意など)を解消するために原因を見極め対処します．痛みには積極的に疼痛部位周囲(手術で剥離した骨膜の外側)へ骨膜下または各伝達麻酔注射を行います．

(4)手術翌日

口唇のしびれや動きの鈍麻の有無を確認します．これらの症状があれば，1週間以内にペインクリニックか歯科麻酔科などへ紹介します．

図7-1　口腔顔面の痛みやしびれ(知覚鈍麻)の治療

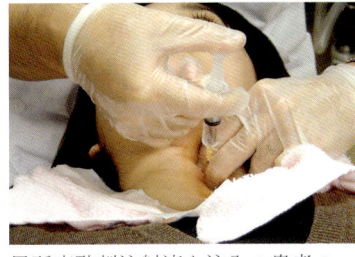

局所麻酔剤注射液を注入：患者の前方からアプローチ，局所麻酔剤注射液を第6頚椎横突起直上へ注入する交感神経節ブロック

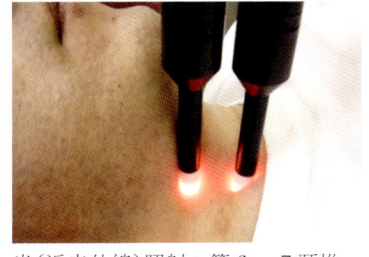

光(近赤外線)照射：第6・7頚椎横突起直上へ向けて照射

図7-2　サーモグラフィ観察したSGB効果
　　　症例：右三叉神経(第Ⅲ枝)麻痺患者(眼鏡使用者)

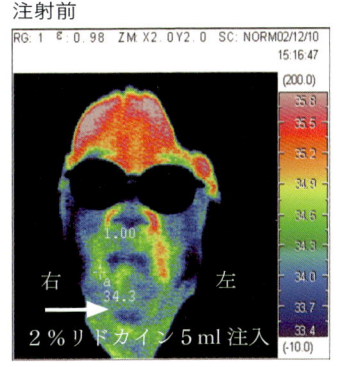

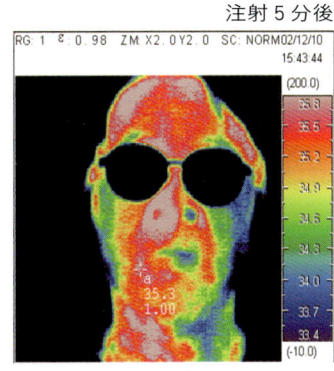

注射前　　　　　　　　　　　　　　　　　　　注射5分後

2％リドカイン5ml注入

34.3℃ ─────────▶ 35.3℃
体温1度上昇(青から赤へ変化)

8 インプラント手術部位別の局所麻酔注射方法

　本章では，各手術部位（上顎前歯部・小臼歯部・大臼歯部ならびに下顎前歯部・小臼歯部・大臼歯部）別に，局所麻酔注射の基本的な手技と手順を図示するとともに解説します．

　インプラント埋入部位の〝骨〟を中心にした周囲麻酔の概念で局所麻酔注射をします．すなわち注射の基本は手術・切開部位の唇・頬側への第1注射を痛くなく，第2注射はインプラント埋入部位の骨膜下および骨内へ，第3注射は口蓋・舌側へ，第4注射では近位の孔への伝達麻酔，そして仕上げの注射は切開部位からの出血防止のために歯肉粘膜下注射を実施します．

1） 上顎の局所麻酔

【推奨事項】
- 最初の注射（第1注射）では歯肉と歯槽粘膜の境界（歯肉歯槽粘膜移行部）の粘膜側1～3mmの部位を穿刺点として，刃面を粘膜面に合わせる．
- 粘膜下への刺入では刃面を骨膜に向ける．
- 支点（レスト）は上顎および頬骨上の皮膚に置く．
- 骨に当てた針先はめくれているので交換する（図8-1）．
- 眼窩下孔を皮膚上から圧迫し，眼窩孔および眼窩への刺入を防止する．

【注意事項】
- 第1注射では骨膜下へ刃面を刺入しない．
- 皮質骨表面に針先を当てない．
- 第二小臼歯と第一大臼歯の歯槽頂側から骨内注射に際し上顎洞へ誤刺入しない．
- 口蓋粘膜に薬液を注入しない（穿刺部位の潰瘍防止）する．
- 骨膜下へ刺入するときは，針先がめくれないように刃面を骨面へ向け注意深く緩徐に刺入する．

1）上顎の局所麻酔

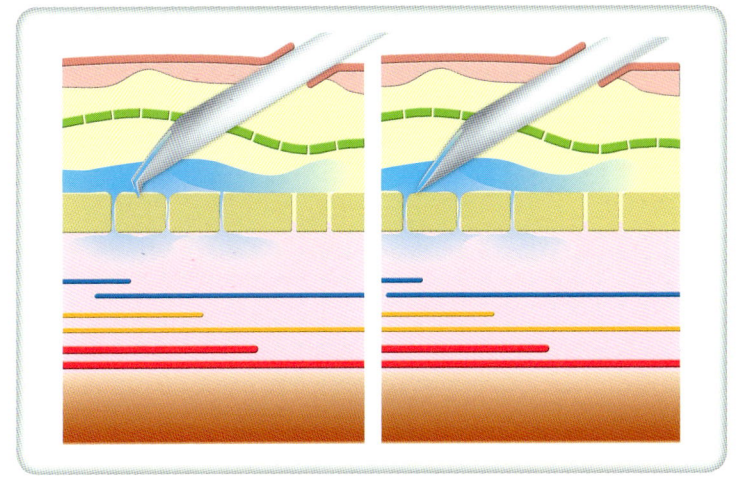

図 8-1　左：針先はめくれる．右：刃面は上向きで針先が骨に当たる

- 切歯孔以外では孔内に針管を刺入しない．
- 大口蓋孔内に注射すると嚥下しづらくなる．
- 針を20mm以上刺入し，歯槽孔後上方にある動静脈網を傷付けない．

【禁止事項】
- 刃面を骨表面へ逆向き，針先を皮質骨表面へ大きな角度（30～45度以上）で強く当てない．
- 針先を骨へカツカツ，コツコツと小刻みに押し当てない．

図 8-2 ～13：**見方と読み方**・・・・・・・・・・・・・・・・・・・・・・・・・・・・・・・・・・・・・
- **切開線**：太い点線
- **インプラント**：円柱
- **刺入方向**：実線の矢印
- **穿刺部位**：白抜き丸印
- **刺入長さ**：点線の矢印
- **薬液の注入→浸潤**：水色の範囲
- **注入量**：1.8mlカートリッジ剤を1として表記
　　　　　　（合計は累計を示す）

1）-（1）上顎前歯部

　注射の手順は，最初の注射（第1注射）は唇側粘膜下，つづいて歯槽頂側から骨膜下，骨内，口蓋骨膜下へ注射し，伝達麻酔注射を切歯孔（管）内，同側の眼窩下孔へ行います．その後，切開する歯肉・粘膜下へ注射します．

＜手術の概要＞
- 上顎前歯部（3 2|）へインプラント2本埋入．埋入部位と切開線を図8-2aに示す．
- 患者には開口，頭部を少し後屈させ，術者位置は9〜12時

□**第1注射**：インプラント埋入部位の唇側粘膜下への注射（図8-2b）
〔注射針〕30G，21mm（長針）
〔穿刺点〕中切歯部位の付着歯肉と歯槽歯肉の移行部
〔刺入方向〕反対側中切歯から犬歯側へ歯槽頂と平行に薬液を注入しながら刺入
〔注入量〕1/2 Ct

□**第2注射**：インプラント埋入部位の前後へ骨内注射（図8-2c）
〔注射針〕30G，12mm（短針）
〔穿刺点〕歯槽頂の歯肉，埋入部位の前後へ（図中①〜③）
〔刺入方向〕針管を骨に対し60〜90度，刃面を骨内へ刺入
〔注入量〕1/8〜1/4 Ct×3，合計：1¼Ct

□**第3注射**：口蓋側骨膜下への注射（図8-2d）
〔注射針〕30G，短針または長針
〔穿刺点〕埋入部位歯槽頂の口蓋側5mmの粘膜（図中①，②）
〔刺入方向〕反対側前歯部から口蓋に向け30〜45度，骨膜下へ刺入
〔注入量〕1/8〜1/4 Ct×2，合計：1¾Ct

1）上顎の局所麻酔

図8-2a
　上顎前歯部へのインプラント埋入部位と切開線

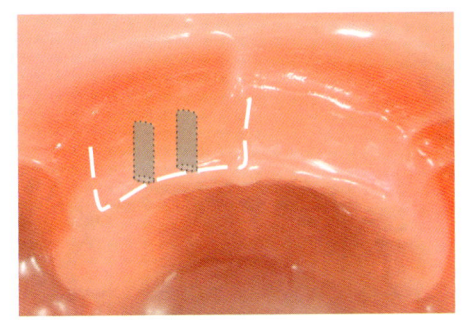

図8-2b
　第1注射：歯槽粘膜下注射（正面観）

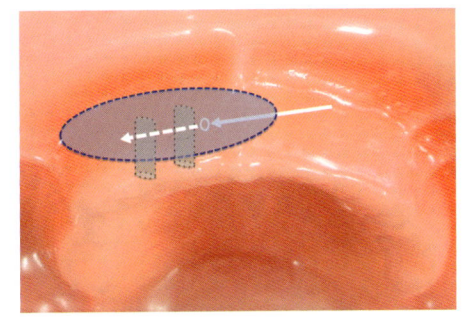

図8-2c
　第2注射：骨膜下・骨内注射

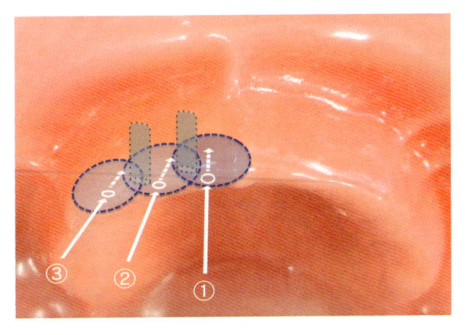

図8-2d
　第3注射：口蓋側の骨膜下注射

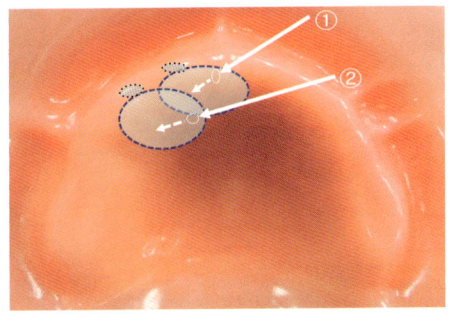

8・インプラント手術部位別の局所麻酔注射方法

69

□**第4注射**：眼窩下孔，切歯管への注射
　〔注射針〕30G，21mm（長針）
１）眼窩下孔直下への伝達麻酔注射
　〔穿刺点〕犬歯部相当の歯肉頬移行部粘膜
　〔刺入方向〕眼窩下孔直下まで10mm刺入
　〔注入〕刃面が骨膜に触れ吸引テスト後に１/４Ct注入，刃面を骨膜下へ刺入し３/４Ct注入，指先に膨らみを確認（図8‑2eの①）
　〔注入量〕１/２〜１Ct，合計：２¾Ct
２）切歯管内への注射（図8‑2fの②）
　〔穿刺点〕切歯乳頭の口蓋側辺縁
　〔刺入方向〕硬口蓋に45〜60度，10mm刺入
　〔注入〕１/４Ctを切歯管内へ注入
　〔注入量〕１/８〜１/４Ct，合計：３Ct

□**第5注射**（仕上げ注射）：切開線の粘膜下へ（図8‑2gの①〜⑥）
　〔注射針〕30G，21mm（長針）
　〔注入量〕１/８Ct×６，合計：３¾Ct

＊骨の麻酔奏功部位のイメージを図8‑2hに示す．

1) 上顎の局所麻酔

図8-2e
　第4注射：眼窩下孔，切歯管への注射（上顎骨粘膜／口蓋面観）

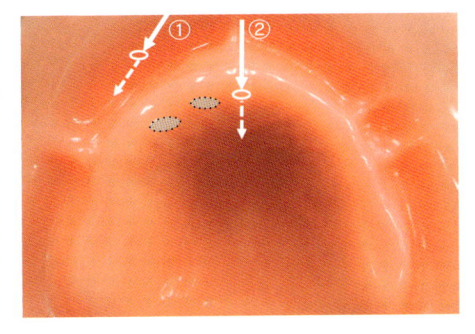

図8-2f
　第4注射：眼窩下孔，切歯管への注射（上顎骨／口蓋面観）

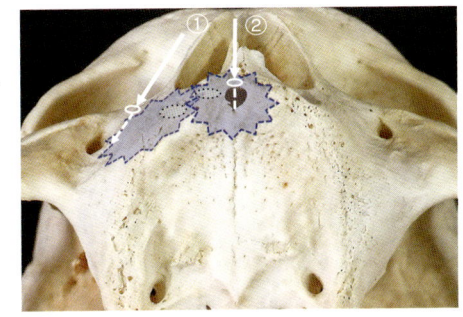

図8-2g
　第5注射：切開部位粘膜下への注射

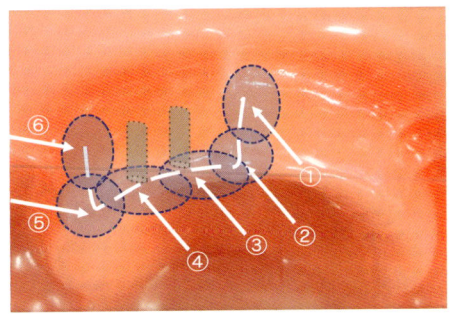

図8-2h
　上顎前歯部骨の麻酔奏功領域

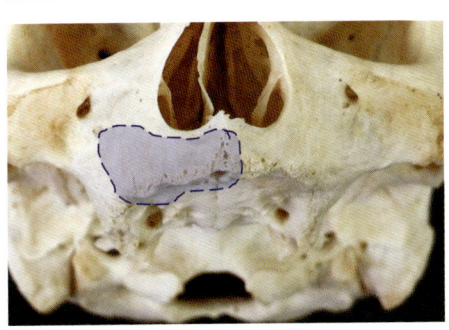

1）-（2）上顎小臼歯部

　頬側粘膜下注射，歯槽頂から骨膜下・口蓋骨膜下注射を行い，その後，歯槽孔，眼窩下孔へ注射します．

＜手術の概要＞

- 右側小臼歯部へ，インプラント2本埋入．埋入部位と切開線を図8-3aに示す．
- 患者には開口，頭部を後屈させ右向き，術者位置は8～10時

□**第1注射**：インプラント埋入部位の頬側への注入（図8-3b）
〔注射針〕30G，21mm（長針）
〔穿刺点〕犬歯部の付着歯肉と歯槽粘膜の移行部
〔刺入方向〕中切歯から大臼歯側へ，薬液を注入しながら刺入
〔注入量〕1／2 Ct

□**第2注射**：インプラント埋入部位の前後の骨内注射（図8-3c）
〔注射針〕30G，12mm（短針）
〔穿刺点〕歯槽頂の歯肉，埋入部位の前後へ（図中①～③）
〔刺入方向〕針管を骨に対し60～90度，刃面を骨内へ刺入，粘膜の白色化を確認
〔注入量〕1／8～1／4 Ct×3，合計：1¼Ct

□**第3注射**：口蓋側骨膜下への麻酔（図8-3d）
〔注射針〕30G，12mm（短針）
〔穿刺点〕犬歯・第二小臼歯相当部の歯槽頂から口蓋側5～10mmの粘膜
〔刺入方向〕反対側犬歯部から口蓋に向け，針管角度30～45度，骨膜下へ刺入（図中①，②）
〔注入量〕1／8～1／4 Ct×2，合計1¾Ct

1）上顎の局所麻酔

図8-3a
　上顎小臼歯部へのインプラント埋入部位と切開線

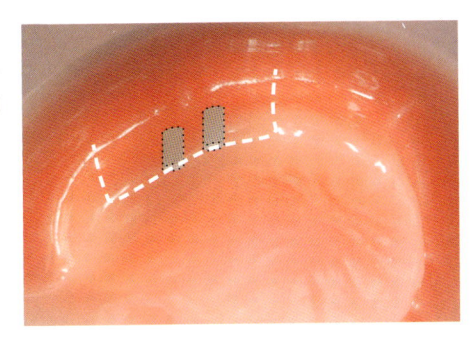

図8-3b
　第1注射：歯槽粘膜下注射

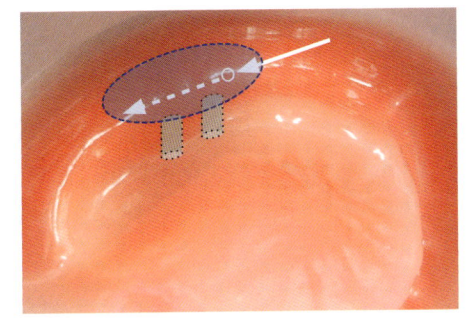

図8-3c
　第2注射：歯槽頂側から傍骨膜・骨内注射

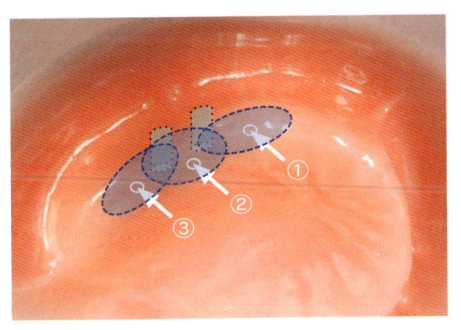

図8-3d
　第3注射：口蓋骨膜下注射

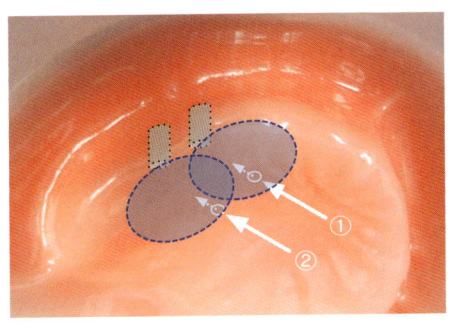

8・インプラント手術部位別の局所麻酔注射方法

73

□第4注射：眼窩下孔，歯槽孔への注射
　〔注射針〕27・30G，21mm（長針）
1）眼窩下孔へ注射
　〔穿刺点〕犬歯根尖部相当部位の歯肉頬移行部粘膜
　〔刺入方向〕①刃面を粘膜に合わせ，眼窩下孔直下へ1/8〜1/4Ct注入しながら10mm刺入，刃面が骨膜に触れ吸引テストに問題なければ1/8〜1/4Ct注入する（傍骨膜麻酔注射）．指先に膨らみを確認（図8-3eの①）．②刃面を骨膜下に刺入，1/2Ct注入し，抜針・圧迫
　〔注入量〕1/2〜1Ct，合計：2¾Ct
2）歯槽孔への注射（図8-3eの②）
　〔穿刺点〕第二大臼歯部歯槽頂から頬側へ5mmの歯肉・粘膜
　〔刺入方向〕①刃面を粘膜に合わせ5mm刺入し，1/8〜1/4Ct注入．②10mm刺入し，1/8〜1/4Ct注入．刃面が骨に触れたらそれ以上刺入しない．③針管を5〜10mm刺入し，吸引テスト後に残量（1/2Ct）を注入し抜針．
　〔注入量〕1Ct，合計：3¾Ct

□第5注射（仕上げ注射）：切開線の粘膜下へ注射，粘膜の白色化を進展させる（図8-3fの①〜⑥）
　〔注射針〕30G，21mm（長針）
　〔注入量〕1/8Ct×6，合計：4½Ct
　＊骨の麻酔奏功部位のイメージを図8-3g, hに示す．

【推奨事項】
　患者の不快事項などの訴えがなく，バイタルサインは安定していれば大口蓋孔への伝達麻酔注射（注入量1/2Ct）を追加する．
　〔刺入点〕硬口蓋から歯槽骨の立ち上がる部位（第二大臼歯口蓋根の根尖部）の傍骨膜
　①針管を刺入点の反対側前歯部方向から刺入する．
　②刃面を骨膜に向け，吸引テスト後，1/2Ct注入する．

1) 上顎の局所麻酔

図8-3e
 第4注射:歯槽孔と眼窩下孔周囲への注射

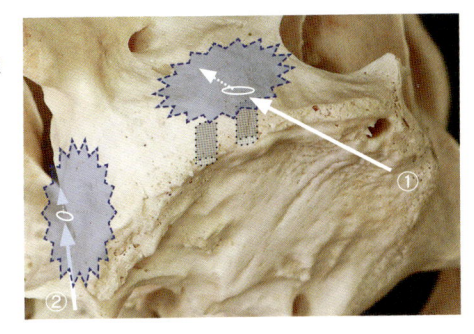

図8-3f
 第5注射:切開線部の粘膜下への注射

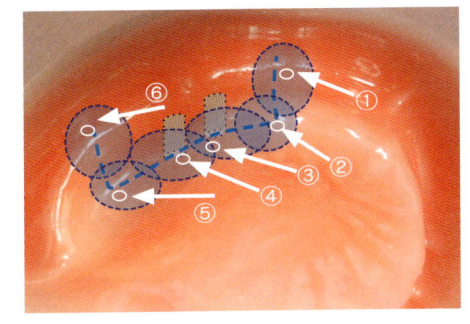

図8-3g
 上顎骨における局所麻酔の奏功領域

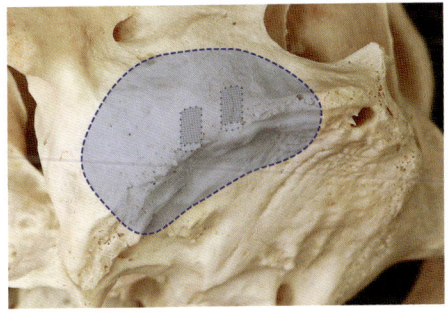

図8-3h
 歯肉・粘膜の麻酔奏効部位

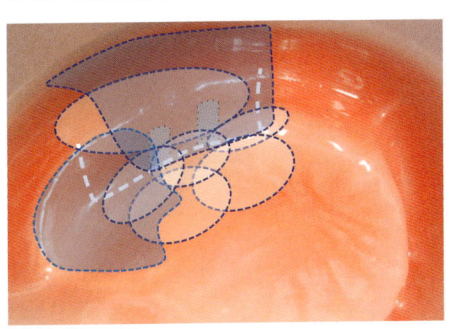

8・インプラント手術部位別の局所麻酔注射方法

75

1）-（3）上顎大臼歯部

　注射の手順は，犬歯部から上顎結節に向け唇側歯槽粘膜下⇒小臼歯部，大臼歯部，上顎結節⇒歯槽孔伝達麻酔⇒中上歯槽枝⇒大口蓋孔手前⇒切開部位の歯肉・粘膜下の順に行います．

＜手術の概要＞

- インプラント2本（7 6）埋入部位と切開線を図8-4aに示す．
- 患者には開口させ，頭部を少し後屈，術者位置は8～10時

□**第1注射**：臼歯部頬側の歯槽粘膜下へ注入（図8-4b）
〔注射針〕30G，21mm（長針）
〔穿刺点〕犬歯部遠心および第二大臼歯部付着歯肉と歯肉歯槽粘膜移行部，刃面を粘膜に合わせ穿刺
〔刺入方向〕犬歯および大臼歯部から上顎結節（後上方30～60度）に向けて，粘膜下へ薬液を注入しながら15mm刺入
〔注入量〕1/2 Ct×2，合計：1 Ct

□**第2注射**：大臼歯部頬側の歯肉・骨膜下および骨内へ
〔注射針〕30G，12mm（短針）
〔穿刺点〕インプラント埋入部位および上顎結節へ歯槽頂側から骨膜下注射および骨内注射
〔刺入方向〕針管を骨に対し45～60度で刃面を骨膜下へ刺入，ツイスト（左右にねじる）し，骨小孔から骨内へ刃面（3～5mm）を刺入
〔注入量〕1/4 Ct×2，合計：1 ½Ct

□**第3注射**：大臼歯部口蓋側への骨膜下注射（図8-4c, d）
〔穿刺点〕歯槽頂から5～10mm口蓋側の粘膜に刃面を合わせ骨に向けて穿刺．刃面を骨膜下へ刺入
〔注入量〕1/4 Ct×2，合計：2 Ct

1）上顎の局所麻酔

図 8-4a
　上顎大臼歯部へのインプラント埋入部位と切開線

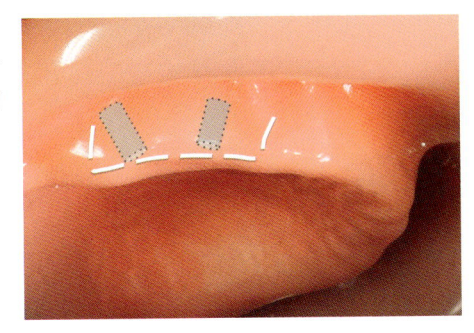

図 8-4b
　第 1 注射：歯槽粘膜下注射

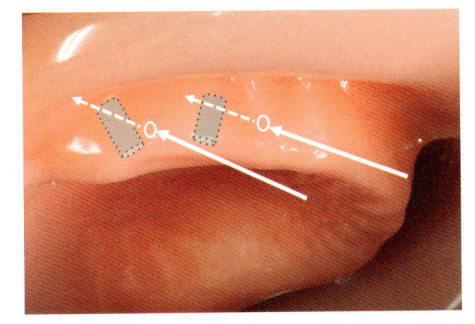

図 8-4c
　第 3 注射：大口蓋孔手前骨膜下への穿刺と刺入

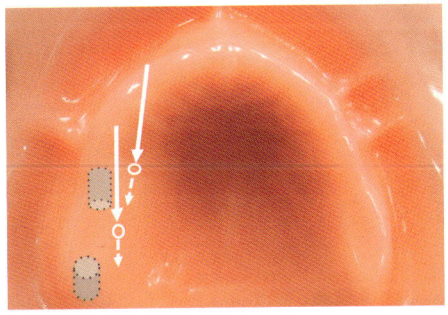

図 8-4d
　第 3 注射：大口蓋孔手前骨膜下への注射（咬合面観）

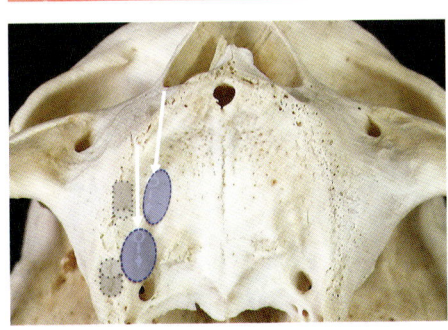

8・インプラント手術部位別の局所麻酔注射方法

□第4注射：
1）大口蓋孔への伝達麻酔（図8‐4e）
　〔穿刺点〕硬口蓋から歯槽骨の立ち上がる部位（第二大臼歯口蓋根の根尖部）の傍骨膜．反対側前歯部方向から刃面を骨膜に向け刺入する．
　〔注入量〕1/4～1/2Ct，合計：2½Ct

2）歯槽孔への伝達麻酔（図8‐4f, g）
　〔穿刺点〕第二大臼歯部の歯槽頂から頬側へ5mmの付着歯肉
　〔刺入方向〕①刃面を粘膜に合わせ5mm刺入し，1/8～1/4Ct注入する．②10mm刺入し，1/8～1/4Ct注入する．刃面が骨に触れたらそれ以上刺入しない．さらに1/2Ct注入
　〔注入量〕1Ct，合計：3½Ct

3）眼窩下神経への伝達麻酔（図8‐4f, g）
　眼窩下孔を，注射器を把持していない手の人差し指で皮膚の上から押さえ，眼球を保護する．
　〔穿刺点〕犬歯根尖部相当部位
　〔刺入方向〕1/8～1/4Ct注入しながら眼窩下孔直下へ刺入
　〔注入〕刃面が骨膜に触れ吸引テスト後に1/4Ct注入（傍骨膜麻酔注射），さらに眼窩下孔直下の骨膜下へ1/2Ct注入，膨らみを確認し，抜針・圧迫
　〔注入量〕1Ct，合計：4½Ct

□第5注射（仕上げ注射）：切開部粘膜下への注射（図8‐4h）
　〔注入量〕1/8Ct×6，合計：5¼Ct

1) 上顎の局所麻酔

図8-4e
　第4注射：歯槽孔，眼窩下孔，大口蓋孔への注射（正面）

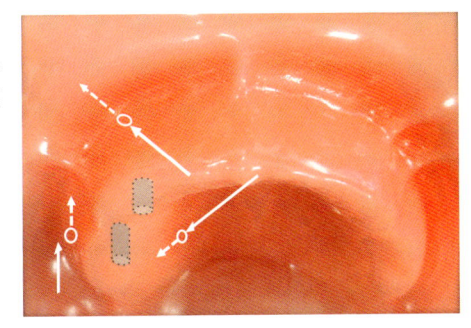

図8-4f
　第4注射：歯槽孔と眼窩下孔への針刺入

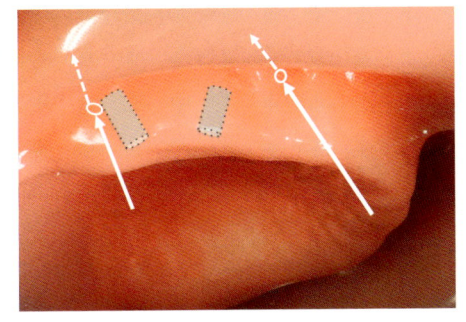

図8-4g
　第4注射：歯槽孔と眼窩下孔への薬液注入

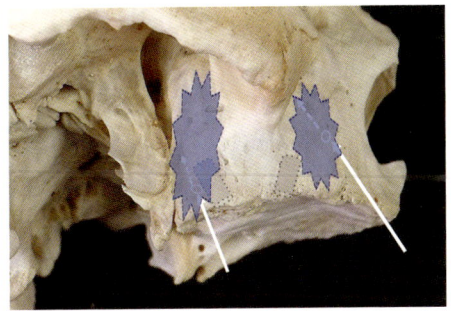

図8-4h
　仕上げ注射：切開部粘膜下への注射

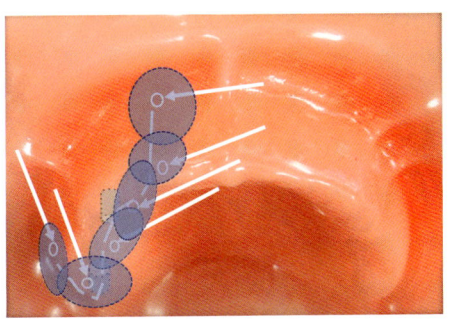

8．インプラント手術部位別の局所麻酔注射方法

1）-（4）サイナスリフト，ソケットリフト

　サイナスリフトには上顎洞底部の麻酔が必要です．神経支配は上顎神経の枝である後上歯槽枝および眼下窩神経の歯槽枝です．上顎洞外側壁内の歯槽管中で前上・中上・後上歯槽枝は上歯神経叢を形成し洞粘膜へ枝を出しています．有歯顎ならば最前端直下は第一小臼歯，最後端は第三大臼歯または上顎結節で，下内方の端は鼻腔底と硬口蓋との間です．しかし，無歯顎で歯槽突起は頬側の緻密骨から吸収され，上顎洞の位置は相対的に頬側へ移動します．洞脈管神経束は洞粘膜直下の骨に窪みを作りながら走行するようになり，上歯槽管は上顎洞へ近づきます．加えて洞底側の骨が含気などで吸収されると歯槽管内を走行していた脈管神経束は洞粘膜下を走行します．洞底の骨は多孔であることが多く，注射針は容易に洞底粘膜を穿刺します．

　上顎犬歯から上顎結節，そして臼歯部につながる硬口蓋への浸潤麻酔と歯槽孔の伝達麻酔に加えて眼窩下孔への伝達麻酔も必要となります．上顎洞への誤刺入を避けるために，刃面を粘膜面に合わせ，針を45度の角度で刺入し，刃面を歯槽骨表面に向け薬液を傍骨膜へ注入します．

□ **第1注射**：犬歯部から上顎結節に向け頬側歯槽粘膜下へ緩徐な注入（図8-5a,bの①）
〔穿刺点〕犬歯部の付着歯肉と歯槽粘膜の移行部
〔刺入方向〕中切歯から大臼歯側へ薬液を緩徐注入しながら刺入
〔注入量〕1/2～1 Ct

□ **第2注射**：上顎洞底部に近い部位への骨膜下注射（図8-5a,bの②）
〔穿刺点〕洞底に近い歯槽頂の歯肉へ3～5か所
〔刺入方向〕針管を骨に対し30～45度の角度で骨膜下へ刺入
〔注入量〕1/8 Ct×4，合計：1½Ct

1）上顎の局所麻酔

図 8-5 a
　第 1・2 注射：上顎洞と頬側面観．粘膜下と歯肉下への穿刺と刺入（側面観）

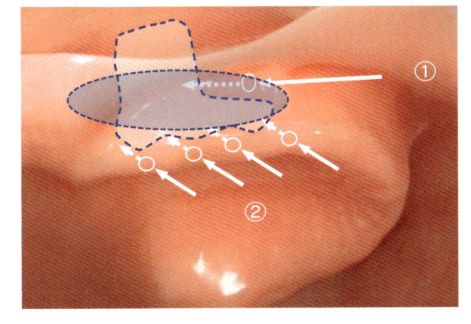

図 8-5 b
　第 1・2 注射：歯槽孔と眼窩下孔への注入イメージ

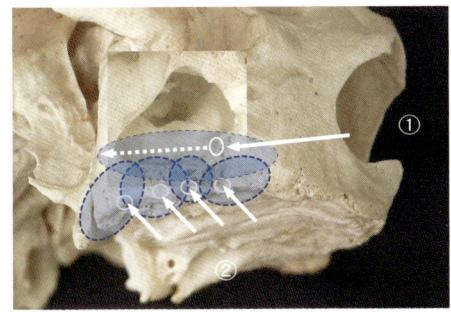

図 8-5 c
　第 3 注射：上顎洞底部の骨膜下への穿刺と刺入（咬合面観）

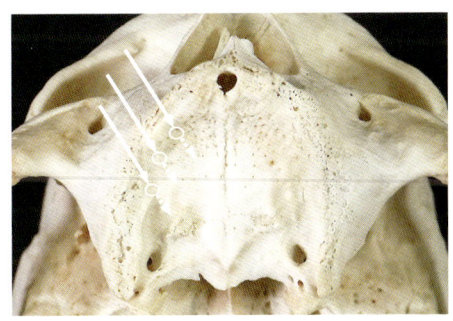

8・インプラント手術部位別の局所麻酔注射方法

□第 3 注射：口蓋側洞底部に近い部位へ骨膜下注射（図 8-5 c）
　〔穿刺点〕歯槽頂から口蓋側 5〜10mm の粘膜
　〔刺入方向〕正中口蓋縫合に向け針管角度 45 度，刃面を骨膜へ合わせ骨膜下へ刺入
　〔注入量〕1/8〜1/4 Ct × 3，合計 2¼ Ct

□**第4注射**：眼窩下孔，歯槽孔，大口蓋孔直下の骨膜下へ注射
1）眼窩下神経への伝達麻酔（図8‐5d,eの①）

　眼窩下孔上を，注射器を把持していない手の人差し指で皮膚の上から押さえ，眼球を保護する．

〔穿刺点〕犬歯根尖部相当部位
〔刺入方向〕1/8Ct注入し針管を眼窩下孔下の骨膜下へ刺入
〔注入量〕刃面が骨膜に触れ吸引テスト後1/8Ct（傍骨膜麻酔注射），さらに眼窩下孔直下の骨膜下へ1/2Ct（Ct残量）注入
〔注入量〕1Ct，合計：3¼Ct

2）大口蓋孔への伝達麻酔（図8‐5d,eの②）

〔穿刺点〕硬口蓋から歯槽骨の立ち上がる部位（第二大臼歯口蓋根の根尖部）の口蓋粘膜
〔刺入方向〕針管を刺入点の反対側前歯部方向から刺入する．
〔注入量〕1/4〜1/2Ct，合計：3¾Ct

3）歯槽孔へ伝達麻酔（注入量1Ct）（図8‐5d,eの③）

〔穿刺点〕第二大臼歯部の歯槽頂から頬側へ5〜10mmの付着歯肉
〔刺入方向〕①刃面を粘膜に合わせ5mm刺入，1/8Ct注入する．②10mm刺入し，1/8Ct注入する．刃面が骨に触れたらそれ以上の刺入はしない．
〔注入量〕1Ct，合計：4¾Ct

□**第5注射**：洞底部の口蓋縫合側へ骨膜下注射（図8‐5f）
〔穿刺点〕口蓋縫合から頬側5mmの粘膜
〔刺入方向〕正中口蓋縫合に向け針管角度45度骨膜下へ刺入
〔注入量〕1/8〜1/4Ct×3，合計：5²⁄₄Ct

□**第6注射**（仕上げ注射）：切開線の粘膜下へ注射（図8‐5g）
〔注射針〕30G，21mm（長針）
〔注入量〕1/8Ct×5，合計：6⅛Ct

1）上顎の局所麻酔

図8-5d
　第4注射：歯槽孔，眼窩下孔，大口蓋孔への穿刺と刺入

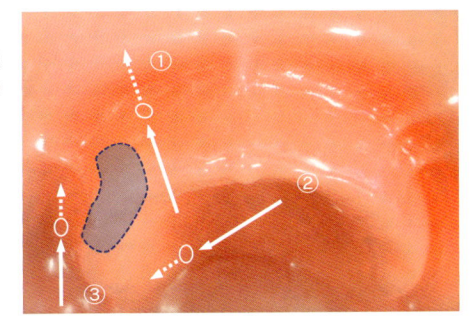

図8-5e
　第4注射：歯槽孔と眼窩下孔への薬液注入（側面観）

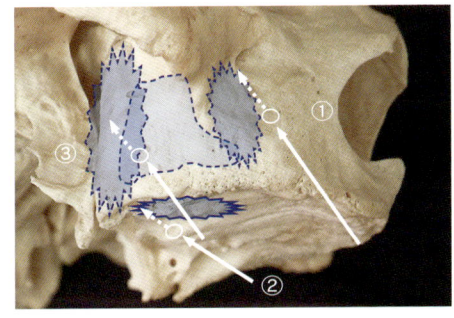

図8-5f
　第5注射：洞底部の口蓋縫合側の骨膜下への穿刺と刺入（咬合面観）

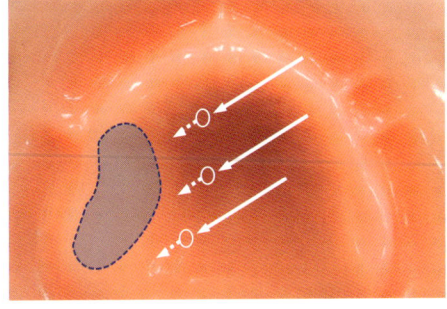

図8-5g
　仕上げ注射：サイナスリフト切開線部粘膜下への穿刺と刺入

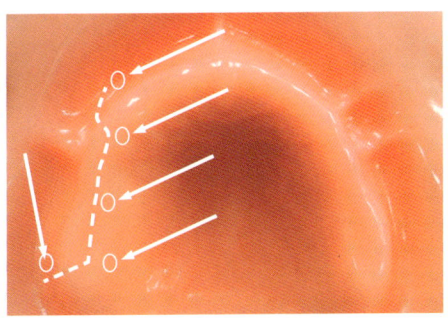

8・インプラント手術部位別の局所麻酔注射方法

83

1）-（5）上顎前歯部の GBR

　骨膜を剥離する範囲が切歯孔，眼窩下孔，前鼻棘へ及ぶことがあるので局所麻酔注射は前歯と小臼歯部位の注射方法に準拠し，加えて前鼻棘の骨膜下注射をします．

＜手術の概要＞
- 右側前歯部とし，切開線は図 8‒6 a の点線で示した．

□**第 1 注射**：（図 8‒6 a）
〔穿刺点〕中切歯部位の粘膜歯肉境，刃面を粘膜に合わせる（図中 a-1，a-2）．
〔刺入方向〕正中から犬歯部根尖方向へ薬液を注入しながら刺入（点線矢印）
〔注入量〕1/2 Ct × 2，合計：1 Ct

□**第 2 注射**：歯肉・粘膜下および骨内注射（図中 b-1〜b-5）
〔穿刺点〕側切歯および小臼歯部の歯槽頂の付着歯肉，薬液を注入しながら刺入
〔刺入方向〕針管を骨に垂直に，刃面を骨内に刺入
〔注入量〕1/8 Ct × 5，合計：1 5/8 Ct

□**第 3 注射**：中上・前上歯槽枝の麻酔（図 8‒6 b）
〔穿刺点〕中切・犬歯相当部，歯槽頂から口蓋側 5 mm の粘膜
〔刺入方向〕正中口蓋縫合に向け針管角度45度，骨膜下に刺入
〔注入量〕1/4 Ct × 3，合計：2 3/8 Ct

□**第 4 注射**：
1）切歯孔（管）内への伝達麻酔注射（図 8‒6 b）
〔穿刺点〕切歯乳頭の口蓋側辺縁
〔刺入方向〕硬口蓋に30〜45度の角度で切歯管内へ10 mm 刺入
〔注入量〕1/8〜1/4 Ct，合計：2 7/8 Ct

1）上顎の局所麻酔

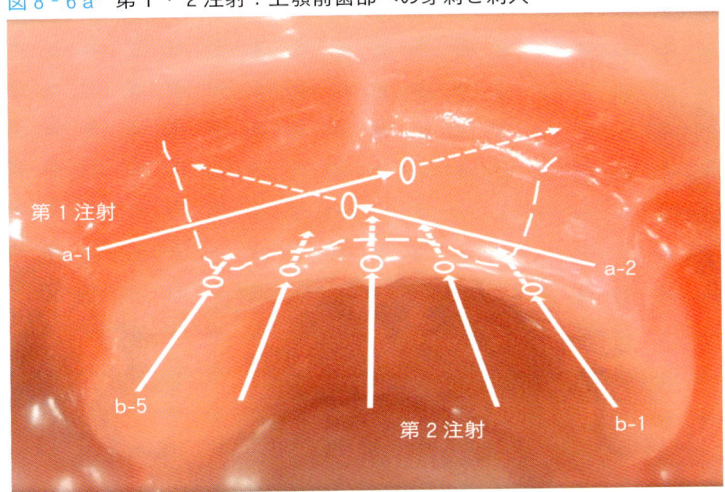

図8-6a　第1・2注射：上顎前歯部への穿刺と刺入

図8-6b　第3・4注射：上顎前歯部への穿刺と刺入

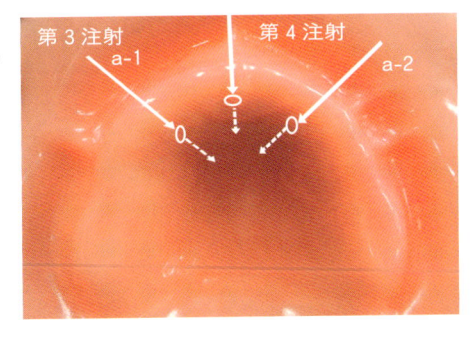

2）眼窩下孔直下(骨膜下)への伝達麻酔注射(図8-6c)
　〔穿刺点〕犬歯根尖部相当部位の歯肉頬移行部粘膜
　〔刺入〕①刃面を粘膜に合わせ，眼窩下孔直下へ1/8〜1/4
　Ct注入しながら10mm刺入，刃面が骨膜に触れ吸引テスト
　に問題なければ1/8〜1/4Ct注入する(傍骨膜麻酔注射).
　指先に膨らみを確認．②刃面を骨膜下に刺入，1/2Ct注
　入し，抜針・圧迫
　〔注入量〕1/2〜1Ct，合計：3 7/8 Ct

□第5注射：前鼻棘骨膜下・傍骨膜への注射（図8‑6 d, e）
　前鼻棘の位置を触診し把握，下鼻道へ刺入しないようにする．
　〔穿刺点〕小帯を伸展し，小帯中央の粘膜面立ち上がり部位の歯槽粘膜
　〔刺入方向〕犬歯方向から歯槽骨に平行（顔に対し30〜45度）に，薬液を注入しつつ骨膜下へ
　〔注入量〕1/4〜1/2 Ct × 2，合計：4 7/8 Ct

□仕上げ注射：
　切開線上の左右の縦切開部位の上下（4部位）と左右の犬歯，および左右中切歯部位の歯肉下へ
　〔注入量〕1/8 Ct × 6，合計：5 5/8 Ct

＊骨の麻酔奏功部位のイメージを図8‑6 f に示す．

【注意事項】
・眼窩下孔上の皮膚を非注射器把持側の人差し指で押さえ，眼球保護を行う．
・下鼻道粘膜下・下鼻道へ刺入しないように犬歯方向からの刺入を行う．

1）上顎の局所麻酔

図 8-6 c
第 4 注射：上顎前歯部骨の伝達麻酔注射の穿刺と刺入

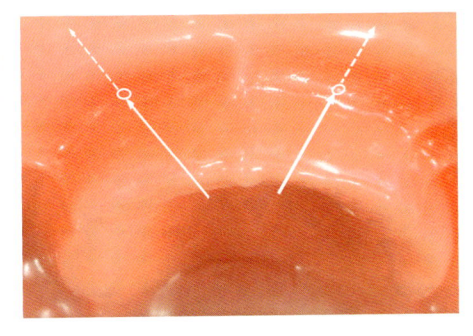

図 8-6 d
第 5 注射：前鼻棘と前歯部口蓋側への骨膜下・傍骨膜への注入イメージ

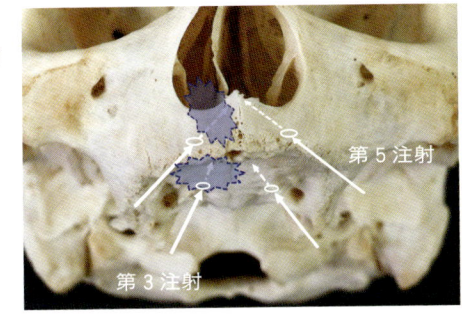

第 5 注射
第 3 注射

図 8-6 e
第 4・5 注射：上顎前歯左側の穿刺と刺入

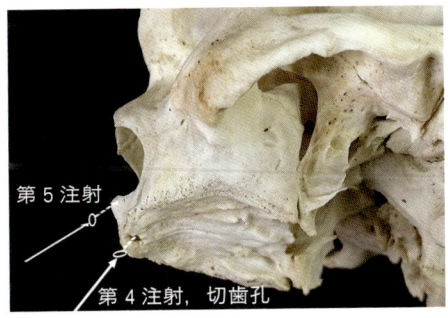

第 5 注射
第 4 注射，切歯孔

図 8-6 f
GBR 手術に必要な上顎前歯部骨の麻酔奏功領域

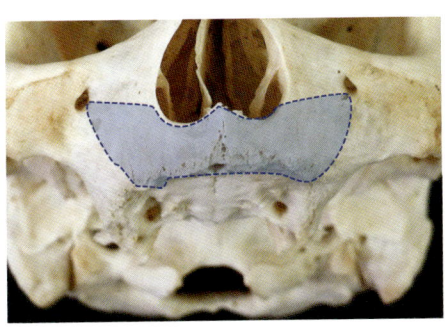

1）-（6）上顎の二次手術

　二次手術ではインプラント埋入部位の〝粘膜と骨膜の麻酔〟が必要です．したがって，切開する部位またはインプラントの上，または歯槽頂の粘膜を穿刺し，インプラント埋入部位の粘膜下へ刺入，そして各インプラント埋入部位へ 1/8 Ct ずつ注入します．切開線が連続的に長くなる場合には，切開を想定する粘膜が白色化または少し膨らむ程度の適量を，粘膜下へ注入します．歯槽頂における近心・遠心の骨膜下注射をします．

□**第 1 注射**：埋入部位の唇側粘膜下への注射（図 8-7 a）
　〔注射針〕30G，21mm（長針）
　〔穿刺点〕中切歯部位の付着歯肉と歯槽歯肉の移行部
　〔刺入方向〕反対側中切歯から犬歯側へ歯槽頂と平行に薬液を
　　注入しながら刺入
　〔注入量〕1/2 Ct × 2，合計：1 Ct

□**第 2 注射**：最遠心側のインプラント上への注射（図 8-7 b, c）
　〔穿刺点〕インプラント埋入部位の手前 3～5 mm 部位の歯槽
　　頂粘膜，刃面を粘膜に合わせ穿刺
　〔刺入方向〕インプラントの粘膜上へ 30～45 度で近心から遠心へ
　〔注入量〕粘膜の膨み，白色化を確認しながら 1/8 Ct 注入．
　　孔から薬液が流出しないように 1/8 Ct ずつ緩徐注入
　〔注入量〕1/8 Ct × 4，合計：1½Ct

□**第 3 注射**：歯肉と歯槽粘膜の切開剥離が必要な場合（図 8-7 d）
　切開線の両端，インプラント間となる粘膜部位の骨膜下または傍骨膜へ注射，剥離離を広げる際には切開線から 5～10mm 歯肉頬・口唇側の骨膜下へ 1/8 Ct ずつ注入．白色化を確認し 1/8 Ct ずつ粘膜下へ注入
　〔注入量〕1/8 Ct × 6，合計：2¼Ct

1）上顎の局所麻酔

図8-7a
第1注射：歯槽粘膜下への穿刺と刺入

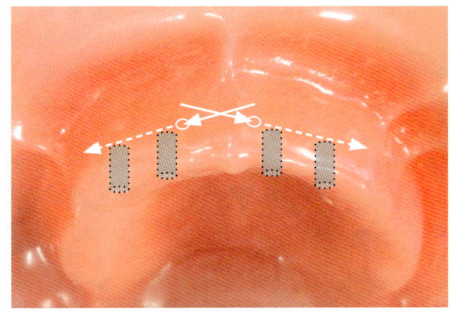

図8-7b
第2注射：インプラント上部へ穿刺と刺入

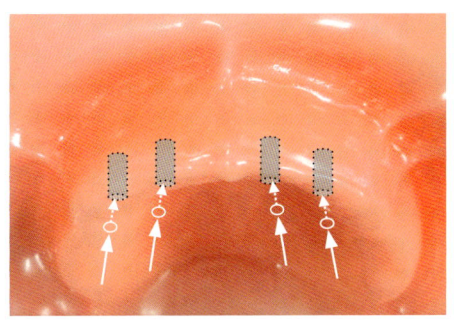

図8-7c
第2注射：上顎前歯部骨の伝達麻酔注射の穿刺と刺入

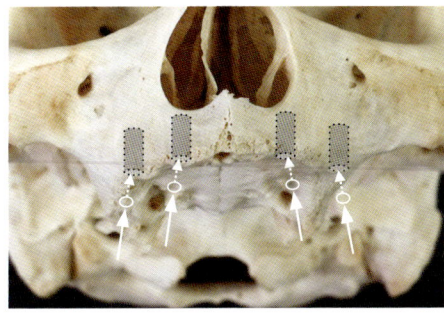

図8-7d
第3注射：二次手術の局所麻酔注射（切開）

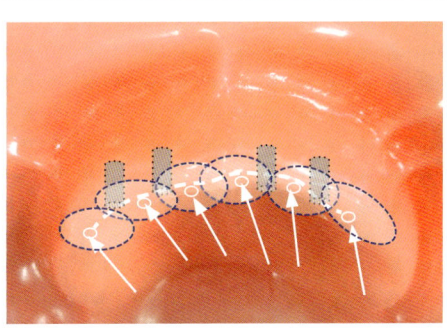

8・インプラント手術部位別の局所麻酔注射方法

2）下顎の局所麻酔

【推奨事項】
- 患者に「舌・口唇のしびれ，動きの鈍麻が2時間ほど継続する」ことを伝える．
- 術翌日の口唇のしびれなどの偶発症への対処療法(星状神経節ブロック(SGB)，レーザー(SGL)，ATPおよびビタミン剤の服薬)を説明する．

【注意事項】
- 下顎孔伝達麻酔では，刃面を骨に強く当てない(骨面に刃面を合わせるイメージ，針先のめくれを防止：針先がめくれ，神経・血管・組織，粘膜を損傷する).
- 舌側の歯槽粘膜下へ針を穿刺・刺入しない．

2）-（1）下顎前歯部

注射の手順は，最初の注射(第1注射)は唇側粘膜下，つづいて歯槽頂側から骨膜下，骨内へ注射し，その後，舌側歯肉下へ注射を行います．

＜手術の概要＞
- 下顎の前歯部($\overline{3\ 2}$)(片側)にインプラント埋入
- インプラント埋入部位と切開線を図8-8aに示す．

□第1注射：側切歯からオトガイ孔の手前上方へ粘膜下注射（図8-8a）
〔注射針〕30G，21mm(長針)
〔穿刺点〕側切歯部の付着歯肉と歯肉歯槽粘膜移行部(図中の〇印)
〔刺入方向〕刃面を粘膜に向け穿刺し，オトガイ孔前上方に向けて薬液を緩徐注入しながら刺入(図中の点線矢印)．粘膜の膨らみ，薬液の漏れがないことを確認
〔注入量〕1/4～1/2 Ct

2）下顎の局所麻酔

図8-8a
　第1注射：下顎前歯部（右側）への穿刺部位と刺入方向（正面観）

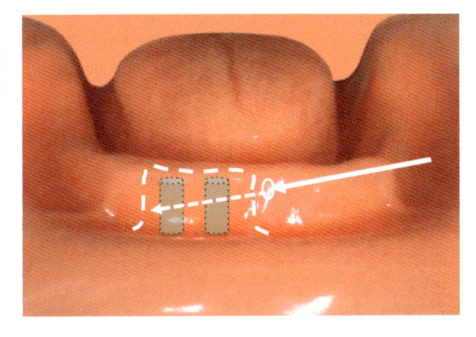

図8-8b
　第2注射：下顎前歯部（右側）への穿刺部位と刺入方向

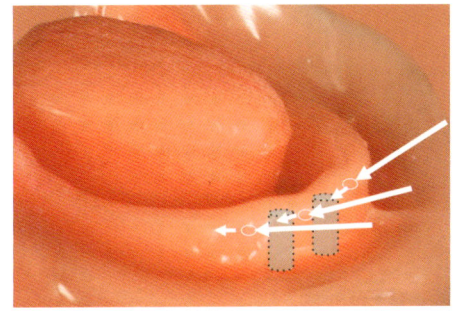

図8-8c
　第3注射：下顎前歯部への穿刺部位と刺入方向

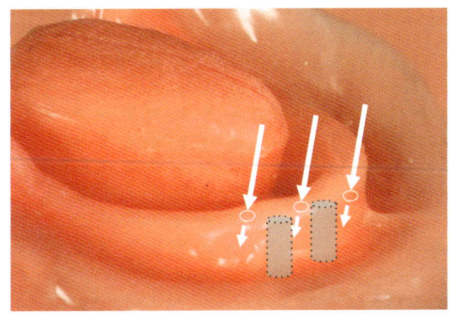

図8-8d
　第3注射：下顎前歯部への穿刺・刺入方向と骨への湿潤

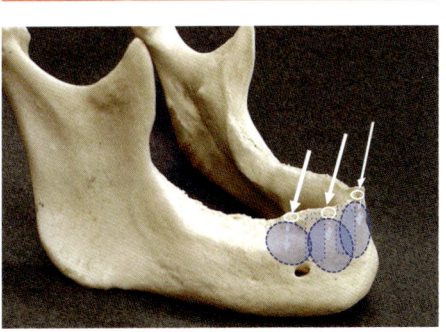

8・インプラント手術部位別の局所麻酔注射方法

□ **第2注射**：唇側歯肉下注射（図8-8b）
〔穿刺点〕中切歯，犬歯部から小臼歯部の歯肉
〔刺入方向〕中切歯方向から臼歯部に向けて刃面を粘膜に合わせ骨膜下へ刺入
〔注入量〕1/8 Ct×2，合計：6/8 Ct

□ **第3注射**：咬合面方向から骨内注射（図8-8c, d）
〔注射針〕30G，12mm（短針）
〔穿刺点〕正中部，側切歯・犬歯間，犬歯の遠心へ
〔刺入方向〕①前方から刺入角度は45〜60度，刃先が骨に突き当たり骨内へ刺入できないときは30度変え，針をツイスト（左右に回す）させ，刃先が骨小孔で止まることを確認．②刺入角度を90度，数ミリ（刃面の2/3以上）差し込む．緩徐に注意深く注入
〔注入量〕1/8 Ct×3，合計：1 1/8 Ct

□ **第4注射**：刃面を舌側歯肉に合わせ穿刺（図8-8e, f）
〔穿刺点〕インプラント埋入部位の後方（犬歯部相当）および正中部の舌側歯肉下
〔刺入方向〕近心から遠心方向に向け刃面のみを歯肉へ刺入．付着歯肉の白色化と歯槽粘膜の膨らみを確認しつつ緩徐注入
〔注入量〕1/8〜1/4 Ct×2，合計：1 5/8 Ct

□ **仕上げ注射**：（図8-8g）
切開線の粘膜下へ注射，粘膜の白色化を進展させる．
〔注射針〕30G，21mm（長針）
〔注入量〕1/8 Ct×5，合計：2 1/4 Ct

＊骨の麻酔奏功部位のイメージを図8-8hに示す．

2）下顎の局所麻酔

図8-8e
第4注射：下顎前歯舌側歯肉への穿刺（咬合面観）

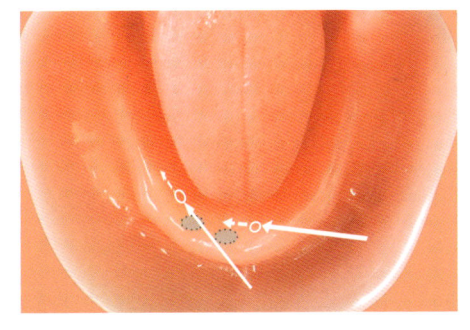

図8-8f
第4注射：下顎前歯舌側歯肉への注射

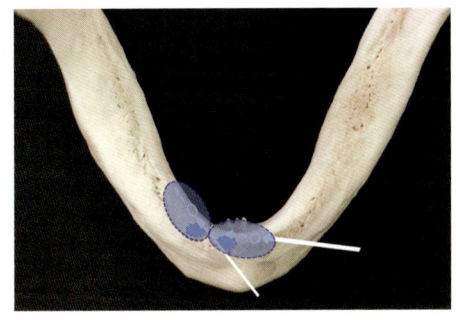

図8-8g
仕上げ注射：切開部位粘膜への注射

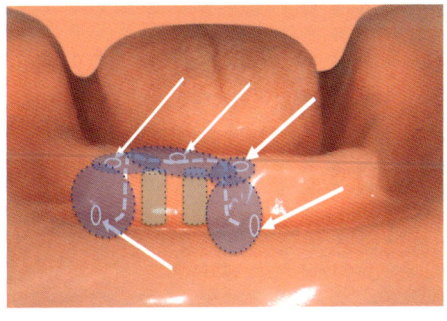

図8-8h
下顎前歯部（右側）顎骨への薬液浸潤領域（骨／前観）

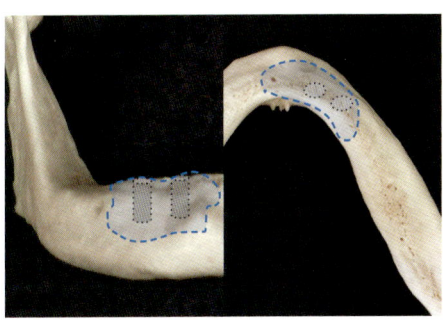

8・インプラント手術部位別の局所麻酔注射方法

２）-（２）下顎小臼歯部

　注射の手順は，オトガイ孔の開口部位を触診で確認し（第二のオトガイ孔も存在することあり），オトガイ孔手前，オトガイ孔後方の唇側粘膜下へ（オトガイ孔上方および後上方の粘膜下は出血，紫斑，血管内への吸収を回避するため刺入しない）．頬側はロールワッテなどでオトガイ孔を歯肉頬移行部方向から圧迫します．下顎孔伝達麻酔の直達法および近位法を推奨します．

<手術の概要>
- 下顎の小臼歯部へインプラント埋入
- インプラント埋入部位と切開線を図8-9aに示す．

□ **第１注射**：オトガイ孔の前上方，後方粘膜下への浸潤麻酔
　〔注射針〕30G，21mm（長針）
１）前方（図8-9aのa）
　〔穿刺点〕側切歯部（オトガイ孔の前方10mm）の付着歯肉と歯肉歯槽粘膜移行部へ（刃面を粘膜に合わせる）
　〔刺入方向〕中切歯方向からオトガイ孔前上方へ
　〔注入量〕粘膜の膨らみを確認しながら刺入し，1/2 Ct 注入
２）後方（図8-9aのb）
　〔穿刺点〕大臼歯部（オトガイ孔の後方10mm）の付着歯肉と歯肉歯槽粘膜移行部へ（刃面を粘膜に合わせる）
　〔刺入方向〕小臼歯部方向から大臼歯部へ
　〔注入量〕1/2 Ct，合計：1 Ct

□ **第２注射**：オトガイ後の前方および後方の歯肉下への注射
　〔穿刺点〕側切歯部（オトガイ孔10mm前方）（図8-9bのa）と大臼歯部（オトガイ孔10mm後方）頬側歯肉（図中b）
　〔刺入方向〕前歯部から歯槽頂線上に30〜45度で刃面を穿刺し，粘膜・骨膜下へ
　〔注入量〕1/8 Ct×2，合計：1¼Ct

2） 下顎の局所麻酔

図 8-9 a
　第 1 注射：下顎小臼歯部の穿刺部位と刺入方向

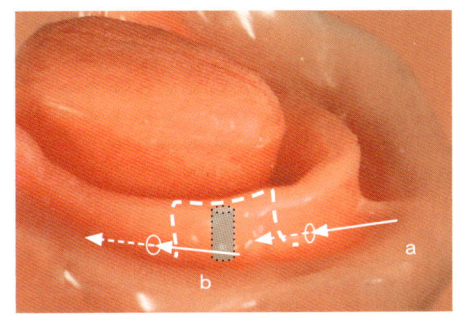

図 8-9 b
　第 2 注射：下顎前歯部の歯肉への穿刺部位と刺入方向

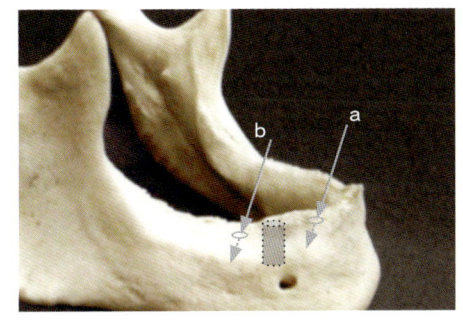

図 8-9 c
　第 3 注射：下顎小臼歯，骨内注射の穿刺部位（咬合面観）

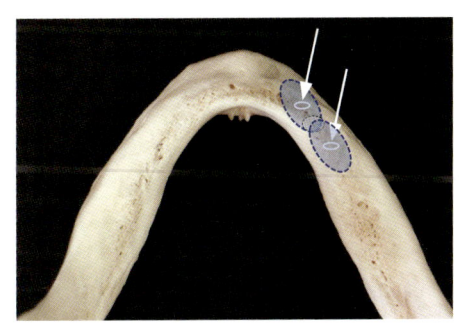

□第 3 注射：埋入部位の骨内へ注射（図 8-9 c）
　〔穿刺点〕埋入部位の近心，中間，後方の歯槽頂歯肉下
　〔刺入方向〕刃面を前歯部方向に向け，歯槽頂の骨内へ45〜90度で骨小孔に垂直に刺入，骨小孔へ刃面全体が数ミリ刺入できると，注射針が骨に貫入され抵抗を認める．
　〔注入量〕1/8 Ct × 2，合計：1¾Ct

□第 4 注射：舌側粘膜への注射（図 8‐9 d）
　〔穿刺点〕インプラント埋入部位の後方，前方の舌側歯肉
　〔刺入方向〕粘膜方向に向け刃面のみを緩徐に刺入
　〔注入量〕付着歯肉の白色化と歯槽粘膜の膨らみを確認（1/8 Ct×2，合計：1 ¾Ct）

□第 5 注射：下顎孔伝達麻酔注射（口内法）1 Ct（⇒ p.60参照）
　・下顎孔上方における下歯槽神経への伝達麻酔注射
　・下顎孔は下顎枝内面の中央で後上方に開口
　・刺入点は外斜線と内斜線の間の窪み
　・内斜線が触知不可ならば下顎枝前縁の窪みから10mm 後方
　・下顎孔を覆うようにある下顎小舌の上方に薬液を注入
　・開口を保ち，注射器を把持していない手の母指を下顎枝前縁（外斜線）の上下的中間（前縁が窪んだ部位）に当て，人指し指では後縁上の皮膚（指先間は35〜40mm 程度）
　〔穿刺点〕高さは咬合平面10mm 上方，無歯顎では下顎前縁の窪みに当てた母指の爪先．奥行は外斜線と内斜線の中間上にある粘膜の窪み部位の中央，または外斜線から10mm 内側，反対側の小臼歯部方向から刃面を粘膜に合わせ，母指と人差し指の仮想中間点に向けて刺入する（図 8‐9 e, f）．
　〔刺入方向〕刃面が骨に触れる（骨面の抵抗を認める）まで緩徐に 5〜15mm の刺入を行う．
　〔注入量〕吸引テストで問題がなければ緩徐に注入開始，テストを繰り返しながら注入．注入部位の膨らみを確認し，抜針・圧迫する（1 Ct，合計：2 ¾Ct）．

□第 6 注射，仕上げ：切開部位の粘膜下注射
　〔穿刺点〕切開線の両端，近・遠心縦切開，歯槽頂の横切開部位の近心と遠心側
　〔注入量〕1/8 Ct×6，合計：3 ½Ct

2) 下顎の局所麻酔

図 8-9 d
　第 4 注射：下顎小臼歯，舌側歯肉への注射（咬合面観）

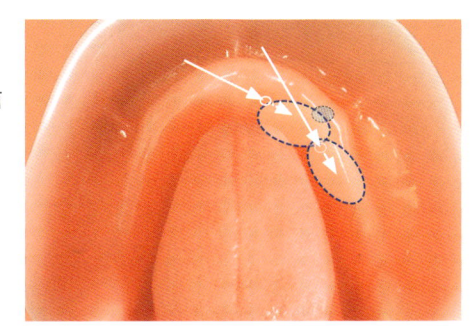

図 8-9 e
　第 5 注射：下顎孔伝達麻酔注射；直達（近位）法の穿刺・刺入（正面観）

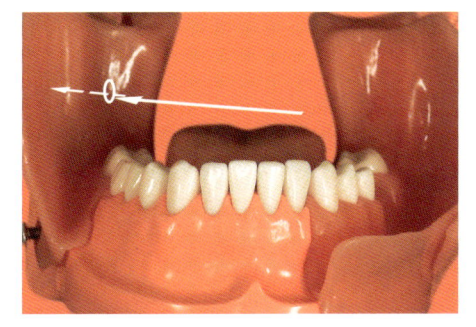

図 8-9 f
　第 5 注射：下顎孔伝達麻酔注射；直達法の穿刺・刺入方向（咬合観）

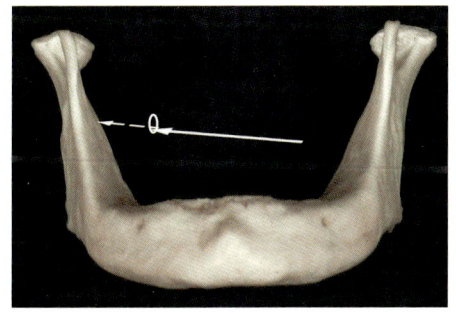

図 8-9 g
　下顎前歯部（右側）顎骨への薬液浸潤領域

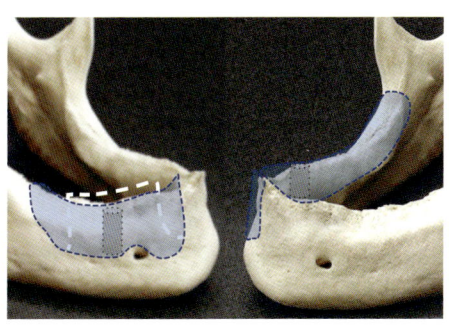

2）-（3）下顎大臼歯部

　注射の手順は，下顎前縁中央にある窪み上の粘膜を母指で，後縁の皮膚上を他の手指で把持，この指先の中間に下顎孔は開口します．頬神経，舌神経，オトガイ神経の麻酔も必要です．頬側に際してはロールワッテなどでオトガイ孔を圧迫し，刃面は粘膜面に合わせて穿刺，骨に向け刺入し注入します．

＜手術の概要＞

・下顎右側臼歯部にインプラント2本埋入（図8‒10a）

□**第1注射**：インプラント埋入部位の頬側粘膜下への注射（図8‒10b, c）

〔注射針〕30G，21mm（長針）

1）オトガイ孔の前上方粘膜下への浸潤麻酔注射（図中のa）
〔穿刺点〕犬歯部の付着歯肉と歯槽粘膜移行部
〔刺入方向〕前歯部から下顎枝下縁方向へ，刃面のみ刺入
〔注入量〕1/4 Ct，粘膜の膨らみを確認しながら緩徐注入

2）大臼歯部粘膜下への浸潤麻酔注射（図中のb）
〔穿刺点〕大臼歯部の付着歯肉と歯肉歯槽粘膜移行部
〔刺入方向〕小臼歯部から第二大臼歯後方へ
〔注入量〕1/2 Ct，粘膜の膨らみを確認しながら注入

3）大臼歯部の後方歯槽粘膜移行部（図中のc）
〔刺入方向〕大臼歯部方向から下顎枝前方へ
〔注入量〕1/4 Ct，粘膜の膨らみを確認しながら注入（合計：1 Ct）

□**第2注射**：埋入部位の頬側歯肉および骨膜下注射（図8‒10d）
〔穿刺点〕人工歯根の前方，中間，後方の付着歯肉
〔刺入方向〕前歯部から頬側の歯肉へ刃面を穿刺，骨膜下へ
〔注入量〕1/8 Ct×3，合計：1 3/8 Ct

2）下顎の局所麻酔

図8-10a
下顎大臼歯部の切開線

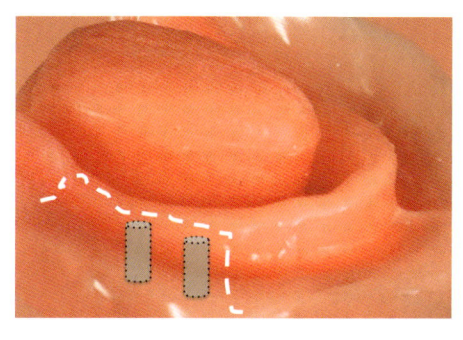

図8-10b
第1注射：下顎大臼歯部への穿刺部位と刺入方向

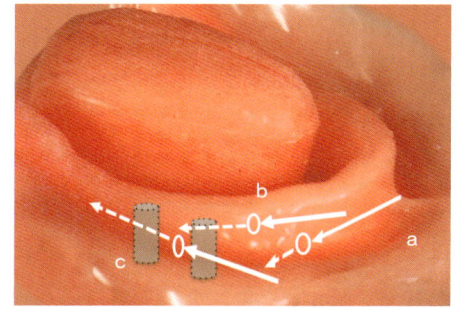

図8-10c
第1注射：下顎大臼歯部への穿刺部位と刺入方向

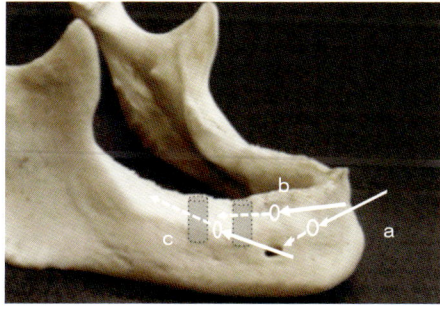

図8-10d
第2注射：下顎大臼歯部の歯肉下への穿刺部位

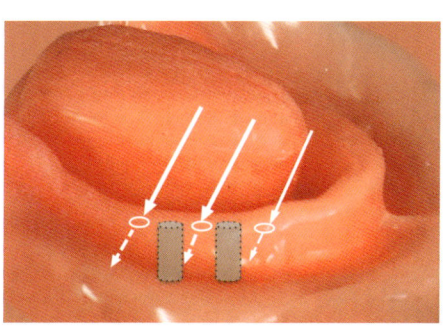

8・インプラント手術部位別の局所麻酔注射方法

□第3注射：埋入部位の骨内注射(図8‐10e)
1) 前方の人工歯根
　〔穿刺点〕埋入部位前方・中間・後方の歯槽頂歯肉
　〔刺入方向〕前方から刺入角度は45～60度，刃先が骨に突き当たり骨内へ刺入できないときは刺入角を30度変え，針をツイストさせ(左右に回す)，刃先が骨小孔で止まることを確認
　〔注入量〕1/8Ct×3，緩徐に注意深く注入(合計：1⅝Ct)

□第4注射：舌側粘膜への注射(図8‐10f)
　〔穿刺点〕人工歯根埋入部位の前方，中間，後方の舌側歯肉
　〔刺入方向〕粘膜方向に向け刃面のみを緩徐に刺入
　〔注入量〕1/8Ct×3，付着歯肉の白色化と歯槽粘膜の膨らみを確認しながら注入(合計：2⅛Ct)

□第5注射：下顎孔伝達麻酔注射(口内法)(図8‐10g, h)
　・下顎孔上方における下歯槽神経への伝達麻酔注射
　・下顎孔を覆うようにある下顎小舌の上方に薬液を注入
　・開口を保ち，注射器を把持していない手の母指爪先を下顎枝前縁窪み上の粘膜へ，人差し指で下顎枝後縁の皮膚上に下顎枝を把持
　〔注射針〕27・30G，21mm(長針)
　〔穿刺点〕外斜線と内斜線の中間，高さは前縁の窪み中央，反対側の小臼歯部方向から刃面を粘膜に合わせ，母指と人差し指の仮想中間点に向けて粘膜へ刺入(図8‐10hの矢印)．
　〔刺入方向〕刃面が骨に触れる(骨面の抵抗を認める)まで，緩徐に刺入する(おおむね10～15mm)．
　〔注入量〕1Ct，吸引テストで問題がなければ注入．翼突下顎隙の膨らみを確認し，抜針・圧迫(合計：3⅛Ct)

2) 下顎の局所麻酔

図 8 - 10 e
 第 3 注射：下顎大臼歯部への埋入部位骨内への刺入

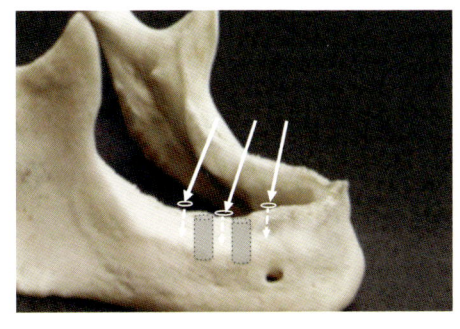

図 8 - 10 f
 第 4 注射：下顎大臼歯舌側歯肉への注射

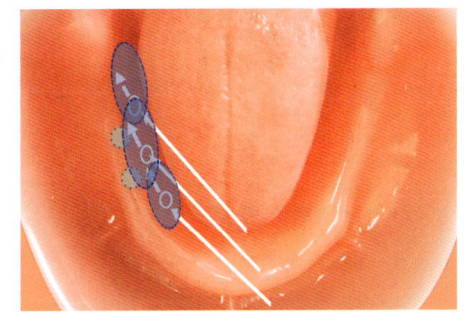

図 8 - 10 g
 第 5 注射：下顎孔伝達麻酔注射の穿刺点

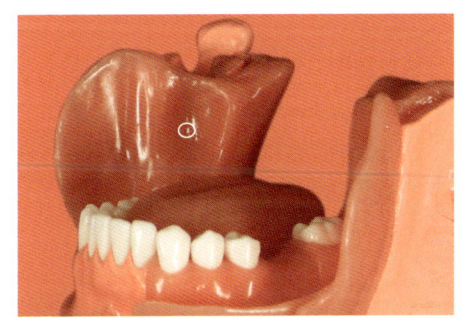

図 8 - 10 h
 第 5 注射：下顎孔伝達麻酔注射の穿刺と刺入

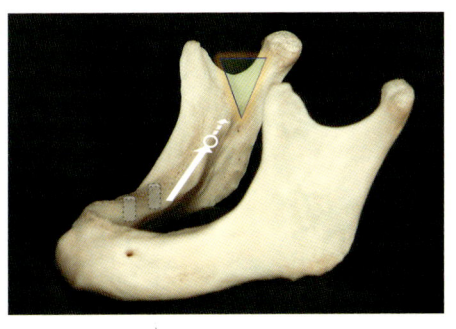

8・インプラント手術部位別の局所麻酔注射方法

□**第 6 注射**：頬神経への伝達麻酔注射（図 8-10 i の b）
　〔注射針〕30G，12mm（短針）
　〔穿刺点〕頬粘膜を伸展，下顎枝前縁窪み上の粘膜
　〔刺入方向〕刃面を骨面（下顎枝内面へ向ける），大臼歯方向から下顎枝内面の前方端，高さは中間へ緩徐注入しながら刺入
　〔注入量〕1/4 Ct，合計：3 3/8 Ct

□**第 7 注射**：オトガイ孔上方への注射（図 8-10 i の a）
　粘膜の無痛を確認し，オトガイ孔に非注射器把持側の母指または人差し指を当てる．
　〔穿刺点〕犬歯部の付着歯肉と歯槽歯肉の移行部，刃面を粘膜に合わせ穿刺
　〔刺入方向〕オトガイ孔の前上方 3 mm 上の骨膜下へ
　〔注入量〕1/4 Ct，合計：3 5/8 Ct

□**第 8 注射（仕上げ注射）**：切開部位の粘膜下注射（図 8-10 j）
　〔注射針〕30G，21 または 12mm
　〔刺入方向〕近・遠心縦切開，歯槽頂の横切開部位（第一大臼歯後方と前方）
　〔注入量〕1/8 Ct × 5，合計：4 1/4 Ct

＊骨の麻酔奏功部位のイメージを図 8-10 k, l に示す．

2）下顎の局所麻酔

図 8 - 10 i
　第 6・7 注射：オトガイ孔および下顎枝前縁への穿刺と刺入

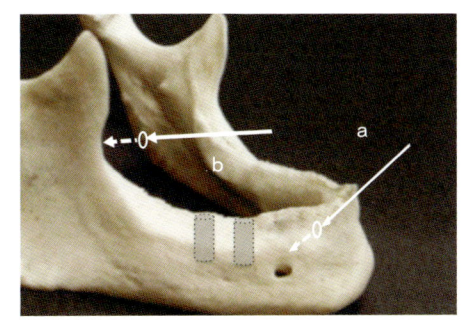

図 8 - 10 j
　仕上げ注射：下顎，大臼歯部，切開線粘膜下への注射

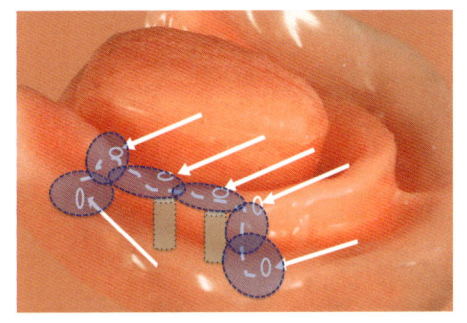

図 8 - 10 k
　下顎臼歯部（右側）顎骨への薬液浸潤領域

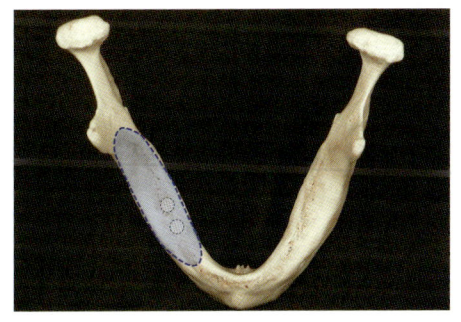

図 8 - 10 l
　下顎臼歯部（右側）顎骨への薬液浸潤領域

8・インプラント手術部位別の局所麻酔注射方法

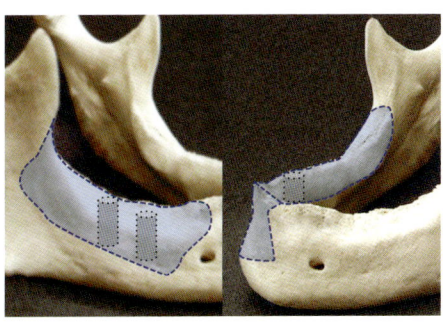

２）-（４）下顎臼歯部の GBR

　注射の手順は，骨膜の剥離が舌側の顎舌骨筋付着部位に及ぶこともありますので，局所麻酔注射は大臼歯と小臼歯部位の注射方法に準拠します．

＜手術の概要＞

- 手術部位：左側臼歯部，切開線を図 8‒11a に示す．

□**第 1 注射**：唇側，頰側粘膜下への浸潤麻酔注射（図 8‒11b, c の **a**）

〔注射針〕30G，21mm（長針）
〔穿刺点〕切歯・小臼歯・大臼歯部の粘膜
〔刺入方向〕切歯方向から臼歯部方向へ針を刺入
〔注入量〕1/4 Ct × 3，粘膜の膨らみを確認しながら注入

□**第 2 注射**：切歯から大臼歯部後方，骨内・傍骨膜注射（図 8‒11b, c の **b**）

〔注射針〕30G，12mm（短針）
〔穿刺点〕切歯から大臼歯部と後方の歯槽頂歯肉
〔刺入方向〕刃面を前歯部方向に向け，歯槽頂の骨内へ骨小孔に45〜60度で刃面全体を刺入する．刺入不可ならば刺入角を30度に傾けて骨膜下注射を行う．
〔注入量〕1/8 Ct × 5，合計：1 3/8 Ct

□**第 3 注射**：舌側歯肉への注射（図 8‒11d）

〔注射針〕30G，12mm（短針）
〔穿刺点〕前歯，犬歯，小・大臼歯部位の舌側付着歯肉粘膜
〔刺入方向〕歯槽粘膜方向に向け刃面のみを刺入
〔注入量〕1/8 Ct × 4，付着歯肉の白色化，粘膜の膨らみを確認しながら注入（合計：1 7/8 Ct）

2) 下顎の局所麻酔

図 8-11a
　下顎臼歯部の GBR の切開線

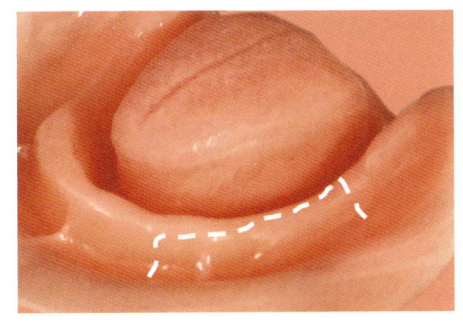

図 8-11b
第 1・2 注射：
下顎臼歯部の GBR．刺入部位と刺入方向

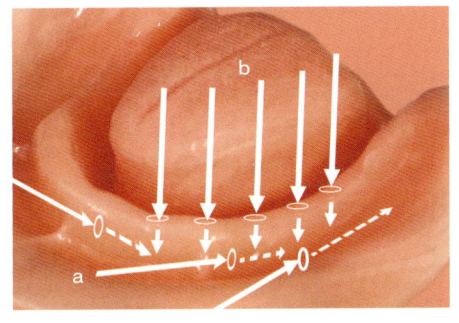

図 8-11c
　第 1・2 注射：下顎臼歯部の GBR．刺入部位と刺入方向

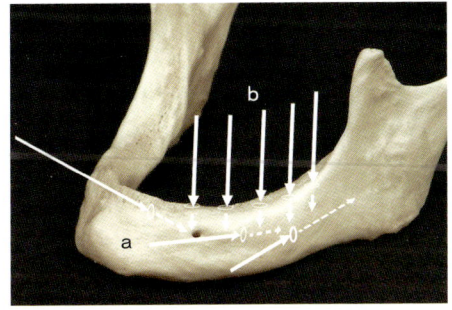

図 8-11d
　第 3 注射：切歯から大臼歯部位の舌側粘膜への穿刺

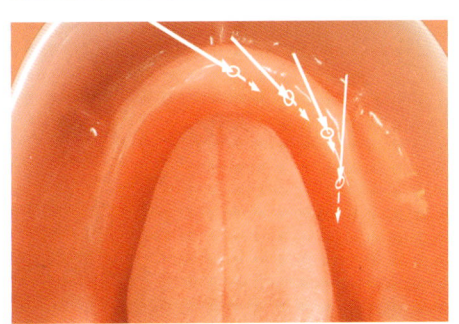

□ **第 4 注射**：頰神経への浸潤麻酔注射（図8-11e, f）
　〔穿刺点〕頰棚の粘膜，指先で下顎枝前縁下部の粘膜を緊張させて頰棚を示す．
　〔刺入方向〕前歯部から頰棚に向け30度
　〔注入量〕粘膜下または傍骨膜へ１／２Ct，合計：２ ³⁄₈Ct 注入

□ **第 5 注射**：オトガイ孔上方に伝達麻酔注射（図8-11e の b）
　粘膜の無痛を確認し，オトガイ孔に非注射器把持側の母指または人差し指を当てる．
　〔穿刺点〕犬歯部の付着歯肉と歯槽歯肉の移行部，刃面を粘膜に合わせ穿刺
　〔刺入方向〕下顎枝下縁に向けオトガイ孔の前上方３mm 上の骨膜下へ
　〔注入量〕１／２Ct，合計：２ ⁷⁄₈Ct

□ **第 6 注射**：下顎孔伝達麻酔注射（図8-11g）
　〔注射針〕27・30G，21mm（長針）
　〔穿刺点〕外斜線と内斜線の中間，高さは前縁の中央
　〔刺入方向〕反対側の小臼歯部から刃面を骨内面に向け，刃面が骨に触れるまで緩徐に刺入
　〔注入量〕吸入テストで問題がなければ，１Ct，合計３ ⁷⁄₈Ct 注入

□ **第 7 注射（仕上げ）**：切開部位の粘膜下注射（図8-11h）
　〔穿刺点〕切開部位の両端の周囲と切開線上への歯肉粘膜下へ
　〔注入量〕１／８Ct × 5，合計：４ ½Ct

2）下顎の局所麻酔

図8-11e
第4・5注射：頬神経およびオトガイ神経への刺入

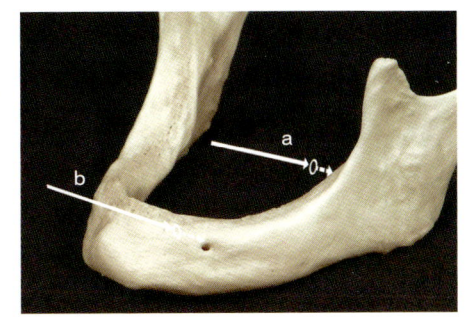

図8-11f
第4・6注射：頬神経と下顎孔伝達麻酔における穿刺と刺入

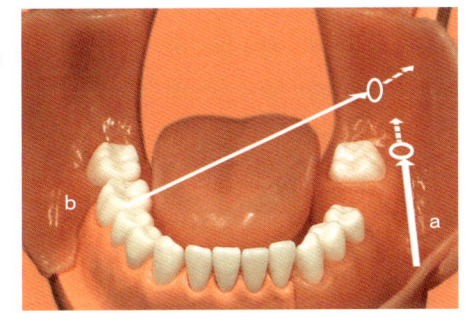

図8-11g
第4・6注射：頬神経と下顎孔伝達麻酔における穿刺と刺入

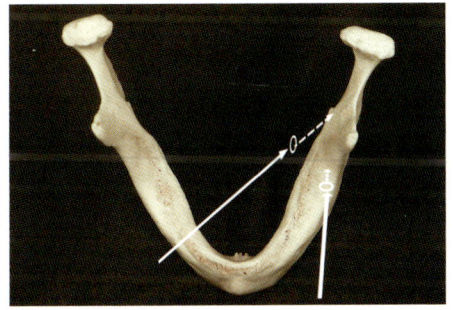

図8-11h
下顎臼歯部のGBRと下顎枝前縁から骨採取

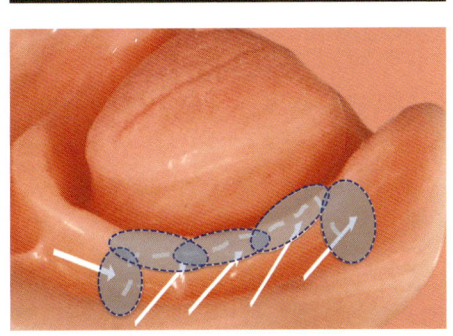

8・インプラント手術部位別の局所麻酔注射方法

107

2）-（5）下顎枝前縁骨採取

＜手術の概要＞
- 下顎骨前縁の中間の高さ（筋突起切痕部，窪んだ部位）から採取
- 切痕の内・外側面の皮質骨骨膜下への注入

□ **第1注射**：下顎枝の前縁と内斜線の中間へ刺入（図8‐12a）
〔注射針〕30G，12mm（短針）
〔穿刺点〕頬棚の粘膜，穿刺は前縁に向けて刺入
〔刺入方向〕刃面は下顎枝内面に向け，粘膜下または傍骨膜へ
〔注入量〕1 Ct

□ **第2注射**：下顎枝前縁中央（下顎切痕）および骨外側面
1）下顎枝前縁中央（下顎切痕）（図8‐12b, c の a）
〔穿刺点〕指先で下顎枝前縁を示し刃面は骨外側面へ向け穿刺
〔刺入方向〕指先の粘膜下にある下顎枝前縁の中間点へ刺入
〔注入量〕1/2 Ct，合計：1 1/2 Ct
2）下顎枝前縁の外側骨面（図8‐12b, c の b）
〔刺入方向〕針は抜かず刺入方向を骨外側面へ向ける．下顎枝外側の骨面へ10mm刺入，刃面は骨面へ向ける．
〔注入量〕1/2 Ct，合計：2 Ct

□ **第3注射**：下顎枝前縁の中央から10mm上方
〔刺入方向〕穿刺および刺入を第2注射より10mm上方とする．注射法は第2注射に準拠
〔注入量〕1/2 Ct，合計：2 1/2 Ct

□ **第4注射（仕上げ注射）**：切開部位の粘膜下注射
〔穿刺点〕切開部位の両端と切開線上の粘膜．下顎枝前縁へ
〔注入量〕1/8〜1/4 Ctずつ，合計：3 Ct
＊骨の麻酔奏功部位のイメージを図8‐12dに示す．

2）下顎の局所麻酔

図 8-12a
　第1注射：下顎枝前縁と外側面への穿刺と刺入

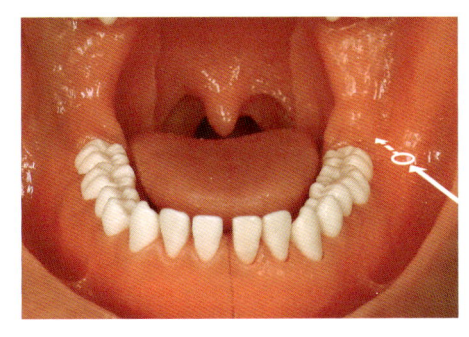

図 8-12b
　第2注射：下顎枝前縁と外側面への穿刺と刺入

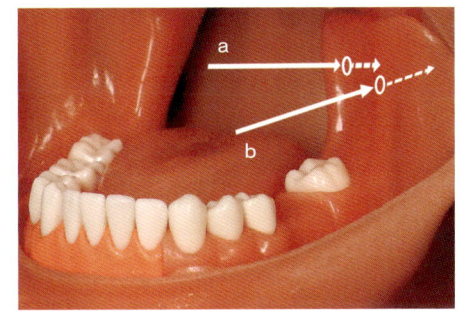

図 8-12c
　第2注射：下顎枝前縁と外側面への穿刺と刺入

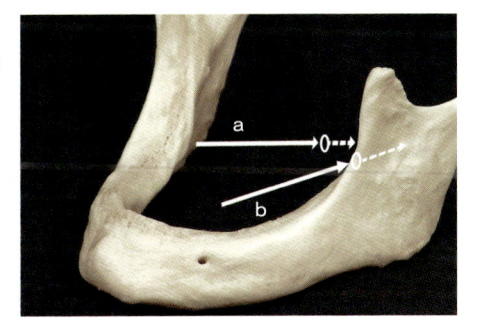

図 8-12d
　下顎臼歯部（右側）顎骨への薬液浸潤領域

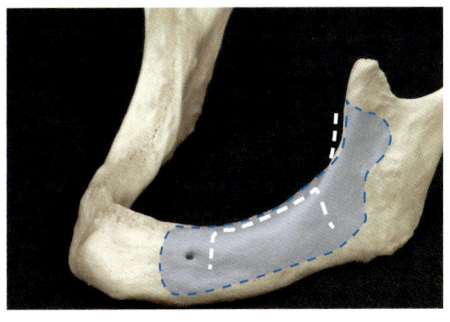

8・インプラント手術部位別の局所麻酔注射方法

109

2）-（6）下顎の二次手術

　二次手術ではインプラント埋入部位の〝粘膜と骨膜の麻酔〟が必要です．上顎とは異なり，最初に唇側・頬側の付着歯肉と歯肉歯槽粘膜移行部の粘膜下注射をします．切開する部位，インプラントの上，または歯槽頂の粘膜を穿刺し粘膜下へ刺入，各インプラントに対して1/8 Ctずつ注入します（図8-13a〜d）．オトガイ孔の上方粘膜下への刺入は粘膜下出血（紫斑）を誘発するので注意が必要です．

□**第1注射**：埋入部位の唇側・頬側粘膜下への注射
　〔注射針〕30G，12mm（短針）
　〔穿刺点〕付着歯肉と歯槽粘膜移行部刃面を粘膜に合わせる．
　〔刺入方向〕最前のインプラントから最後方の粘膜下へ
　〔注入量〕1/4 Ct×2

□**第2注射**：最遠心側後方・中間・近心側前方のインプラント上の膜下への注射
　〔穿刺点〕インプラント埋入部位の前方5 mm・中間・後方5 mm部位の歯槽頂粘膜．刃面を粘膜に合わせ穿刺
　〔刺入方向〕インプラント上の粘膜下へ，近心から遠心へ
　〔注入量〕1/8 Ct×3，合計：7/8 Ct

□**第3注射**：最前方インプラントの遠心側へ骨膜下注射
　〔穿刺点〕前方の白色化した歯槽頂の粘膜
　〔刺入方向〕後方の歯槽頂の骨膜下
　〔注入量〕1/8 Ct×3，合計：1 2/8 Ct

□**第4注射（仕上げ注射）**：切開線の両端と中間の粘膜への注射
　〔注入量〕1/8 Ct×3，合計：1 5/8 Ct

2）下顎の局所麻酔

図 8 - 13a
 第 1・2 注射：下顎大臼歯部の二次手術；穿刺部位と刺入方向

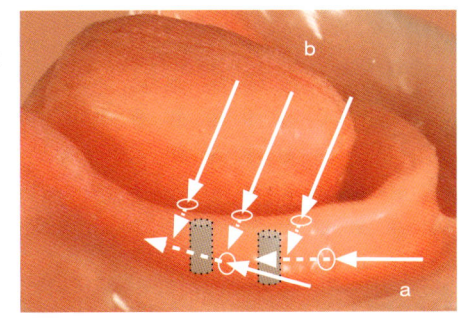

図 8 - 13b
 第 1・2 注射：下顎大臼歯部の二次手術；穿刺部位と刺入方向

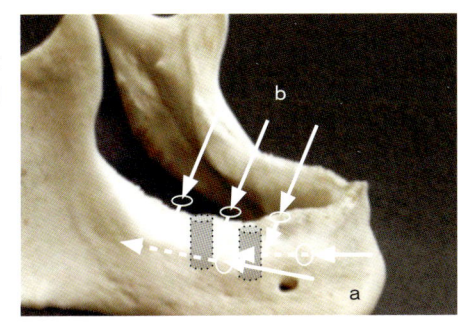

図 8 - 13c
 第 3 注射：下顎大臼歯部の二次手術；穿刺部位と刺入方向

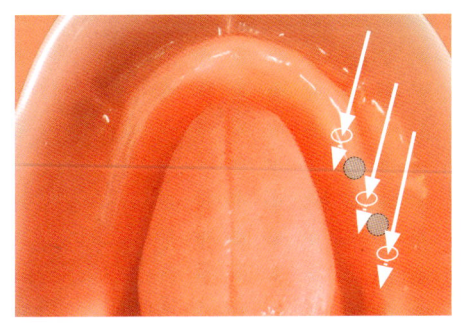

図 8 - 13d
 仕上げ注射：切開線粘膜下への注射

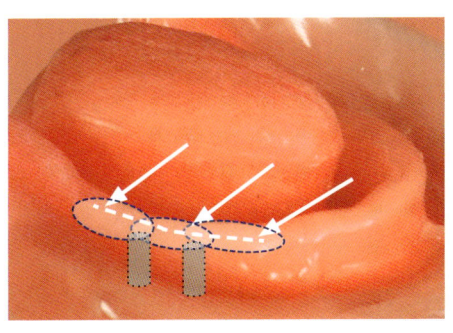

9 術中に患者が痛がる部位への麻酔

　手術時間が60分を超過すると，手術部位の痛みを訴える患者が増えます．縫合においては針を粘膜へ穿刺したときに粘膜を鉗子でつまみ，引っ張るので，患者が"引っ張られる感覚"に痛みと不快を訴えることもあります．手術終了時に局所麻酔注射をした際には，下顎の舌側歯肉または歯槽粘膜に痛みを訴えることを経験します．

　なお，アドレナリン添加局所麻酔薬では麻酔効果確認後60分の時点で，手術部位周囲の粘膜下(図9-1)，手術部位である骨膜を剥離した骨内への追加注射を積極的に実施することを推奨します．

1) 術中に患者が痛がる部位
- 上顎骨内の切歯孔付近
- 上顎臼歯部の骨内
- 上顎洞底粘膜
- 前鼻棘骨膜(鼻粘膜)
- 頰粘膜
- 口唇口角部
- 下顎大臼歯の舌側歯肉

2) 患者の訴え
- 「刺さる痛み」
- 「骨の中がジワーと痛む」
- 「歯ぐきが引っ張られて痛い」
- 機械が当たって(挟まれて)「唇が痛い」

図 9-1　術中の局所麻酔注射
（下顎舌側粘膜への注射）

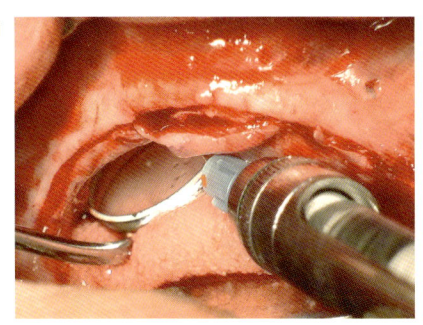

3） 注射方法
(1) インプラント埋入部位における埋入時および埋入後の痛み
- 剥離骨膜辺縁の周囲へ骨膜下注射
- 骨切削部位および周囲骨内へ注射
- 歯槽孔または切歯孔内への注射
- 下顎孔伝達麻酔注射
- ドリリング形成したホールへの注入（滴下）

(2) 縫合時の粘膜の痛み
- 切開された粘膜をピンセットで把持し，伸展した粘膜内へ穿刺・刺入
- 粘膜を圧迫し，粘膜下へ穿刺・刺入

(3) その他
- 薬剤を変える
- 笑気吸入鎮静法の適応（針穿刺の痛みを半減させる）

4） 局所麻酔法の特性
- 無痛部分を得るが，圧されたり引っ張られる，または触られる感覚が残る．

10 術後疼痛緩和を目的とする術後の局所麻酔注射

　手術後に少しでも痛みがあれば，浸潤・伝達麻酔注射を行います．縫合後に止血を確認し，自発痛や持続痛の有無，刺痛か鈍痛なのか，痛みや不快に関する問診をします(図10-1)．そして手術部位周囲を触診し痛みの有無を確認します．痛みを訴える場合には剥離骨膜縁の粘膜下に少量を注射します．注入して縫合部から薬液が流出する場合には，注射部位を外側の粘膜下および骨膜下へ変更します．なお，手術時間が60分を超えた症例は手術部位の近位にある孔へ伝達麻酔注射を実施します．

1) 手術後の局所麻酔注射の手順

　患者が痛みを訴える部位の周囲への注射を優先し，痛みを訴えないときには下記の手順を目安に実施します．

　剥離骨膜縁より5～10mm外側の粘膜下へ周囲麻酔を実施します．1/3顎ならば唇・頬側，口蓋・舌側における近心側と遠心の6か所へ注射します(図10-2,3)．

【浸潤麻酔注射】
- 遠心側の剥離骨膜縁より5～10mm外側の頬・唇側粘膜下へ注入(各1/8 Ct)．
- 近心側の剥離骨膜縁より5～10mm外側の頬・唇側粘膜下へ注入(各1/8 Ct)．
- 頬側の剥離骨膜縁より5～10mm外側の頬・唇側粘膜下へ注入(各1/4 Ct)．
- 口蓋(舌)側の剥離骨膜縁より10mm(切開線から5mm)内側の口蓋粘膜下(舌側歯肉)へ注入(各1/8 Ct)．

【伝達麻酔注射】　強く痛む部位があれば，近接する孔への伝達麻酔注射を行う．
- 上顎前歯：切歯孔(管)(1/4～1/2 Ct)および眼窩下孔(1/4～1/2 Ct)へ

１） 手術後の局所麻酔注射の手順

- 上顎臼歯：眼窩下孔直下（1/4〜1/2 Ct），大口蓋孔（1/4〜1/2 Ct），歯槽孔（1/2 Ct）
- 下顎前歯：左右のオトガイ孔前方の傍骨膜・骨膜下へ（1/4〜1/2 Ct）
- 下顎臼歯：手術同側の下顎孔（1 Ct）とオトガイ孔前方の傍骨膜・骨膜下（1/4〜1/2 Ct）

＜縫合部位からの薬液滲出をさけるための注意事項＞
- 剝離骨膜縁の外側周囲からの注射を実践する．
- 刃面を粘膜に合わせて穿刺し，確実に刃面を骨膜に向けて粘膜下の接合組織内へ注入する．

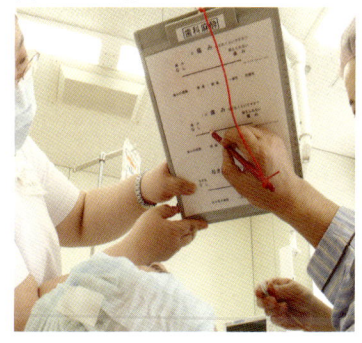

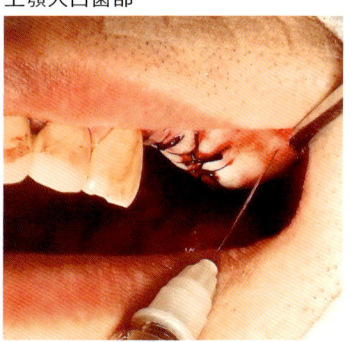

図10‐1　痛みをアセスメント

⇩

図10‐2　術後の局所麻酔注射：上顎大臼歯部

図10‐3　術後の局所麻酔注射：上顎右側大口蓋孔

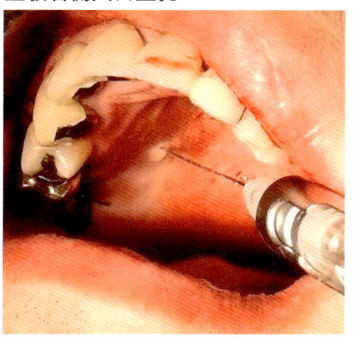

10．術後疼痛緩和を目的とする術後の局所麻酔注射

11 手術に対する不安解消

1）不安の対象を明確化し，対処法を説明する

　手術は医療者にとって日常的なものですが，患者には非常事態であり，怖い，痛い，辛い，苦しい，腫れるなどの負の印象が先行します．手術中の記憶をなくすために全身麻酔法を希望する患者もいます．

　術前に患者から不安や恐怖の対象が何か聴取します．すなわち注射が怖いのか，ドリルで骨に穴を開けるのが怖いのか，注水によってむせるのが辛いのか，痛みや腫れが気掛かりなのかを見極め，これらの事象によって痛く辛くないように対処し，診療を行うことを説明します．

（1）痛み

　組織の実質的あるいは潜在的な傷害に結びつく，またはこのような傷害をあらわす言葉で述べられる不快な感覚・情動体験です．

（2）不安

「ヒトの主観的な感覚で，交感神経緊張による発汗・動悸などの自律神経症状などをともなった漠然とした恐れ」のことをいい，人間の不安を精神的不安と現実的不安に分けて考えたフロイトの精神分析理論によると，現実的不安は恐怖と同義であり，客観的な原因を持ち，対象が明瞭な外的危険に対して感じる不安です．

　歯科治療恐怖症の患者には，口腔への注射，切削器具の音や振動，抜歯時に受ける痛みなどが明瞭な外的危険と考えられます．

　不安や痛みは患者の感情です．スコアやスケールを用いて評価します（図11-1，2）.

1）不安の対象を明確化し，対処法を説明する

図11-1　痛みの評価

痛みの評価
VAS : Visual Analogue Scale – Pain

なし ———————————————— 耐えられない痛み

「今，痛みの強さは，上記の線上でどれぐらいですか」

（VAS：左右100mmの線，目盛りなし）

図11-2　不安の評価

不安の評価
FAS : Face Anxiety Scale

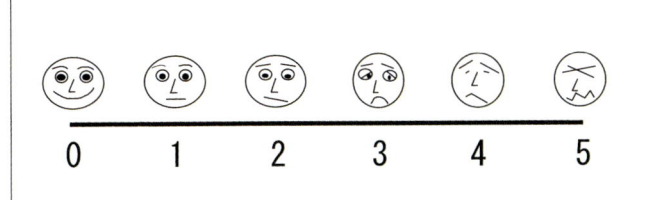

0　1　2　3　4　5

「今，あなたの気分は上記の顔で，どれぐらいですか」

11・手術に対する不安解消

図11-3 不安・緊張は不整脈を誘発する

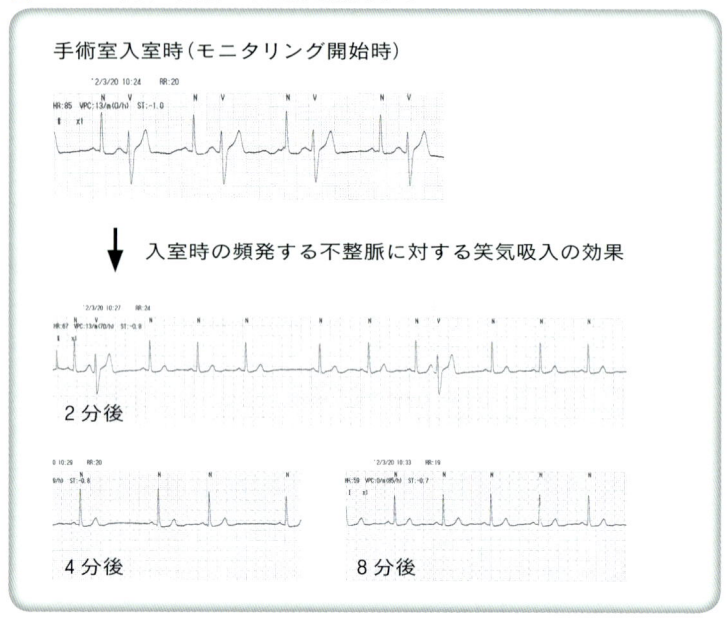

手術室入室時（モニタリング開始時）

↓ 入室時の頻発する不整脈に対する笑気吸入の効果

2分後

4分後　　　8分後

2）リラックス・鎮静を目的にした前投薬

　手術前は，健康な患者でも〝注射が怖い〟〝痛くないか〟などの不安心理が，血圧の上昇のみならず不整脈を誘発します（図11-3）．強い不安や怖がりの患者には，不安心理を緩和し，バイタルサインを正常域に安定させるために抗不安薬（ベンゾジアゼピン系；BZP）や鎮静薬を投与します．

　投与経路の違いにより鎮静法は分類されています（図11-4）．

（1）ジアゼパム

　手術開始15～30分前に鎮静，抗不安効果を期待してジアゼパム錠剤を5 mg内服させます．これでも効果がなければ手術15分前に5 mgを追加内服させます．効き過ぎてふらつきが出ない程度の服薬量とすることが基本です．

2) リラックス・鎮静を目的にした前投薬

図11-4 投与経路の違いよる鎮静法の分類と薬剤

- 吸入→笑気, 揮発性吸入麻酔薬
- 静脈内→ミダゾラム(ドルミカム), プロポフォール(ディプリバン)
- 経口投与(内服)→ジアゼパム(ジアゼパム, セルシン), フルニトラゼパム(ロヒプノール), ミダゾラム(ドルミカム)
- 鼻腔内投与(点鼻, 分霧)→ミダゾラム(ドルミカム)
- 筋肉内→ミダゾラム(ドルミカム)

図11-5 Ramsayの鎮静スコア(Ramsayほか, 1974)

スコア	反応
1	不安そうでいらいらしている, または落ち着かない
2	協力的, 静穏, 見当識がある
3	言葉による指示に反応
4	入眠しているが, 眉間への軽い叩打または大きい聴覚刺激に反応して素早く反応
5	入眠しているが, 眉間への軽い叩打または大きい聴覚刺激に反応して緩慢に反応
6	反応なし

(2) ミダゾラム

手術開始30分前にミダゾラム注射剤(10mg/2ml/アンプル)を1mg/mlへ希釈し, 3～5mgを目安にジュースに添加し内服させます. 効き過ぎてふらつきが出ない程度の服薬量とすることが基本です.

なお, 鎮静状態を評価するためにスコアが用いられます(図11-5).

3）不安を軽減する鎮静法を適応

　患者をリラックスした状態へ導入し，手術中は開口・体位（姿勢）を維持し，口腔には水を溜め置き鼻呼吸ができる状態とします．あくまでも手術や局所麻酔を支援する方法なので，催眠状態（静脈麻酔）とは異なります．

（1）笑気吸入鎮静法（図11-6～8）

　笑気と酸素を鼻カニューレを用いて吸入する鎮静法で，不安を緩和するとともに，静脈路確保や局所麻酔注射の針穿刺・注入時の痛みも半減します．術中の息ごらえや鎮静に用いた薬剤による低酸素症（%SpO_2低下，95％未満）の予防にもなります．

＜器材＞

　笑気吸入鎮静器と高圧容器（ボンベ）：酸素と笑気，呼吸回路（蛇管）と吸入装置（鼻カニューレなど），固定用テープ

＜鎮静器の準備＞

　SEDENT PSYCHORICH T-70（株式会社セキムラ）

①酸素と笑気ボンベに装着された減圧弁を開ける．
②各ゲージの針が右に回ることを確認する．
③総流量を決め（4～6リットル/分），100%酸素を流す．
④患者の鼻へ回路と吸入装置を装着する．
　・鼻カニューレなどの呼気バルブの可動を確認する．
　・鼻で深呼吸をして息苦しさ，不快がないように鼻カニューレを装着する．
　・深呼吸してもリザーバーバックが萎まない流量とする．
⑤笑気濃度をダイヤルで30%に調整する．
⑥5～10分間，安静にして笑気を吸入する（気分不快，めまい，耳鳴りがなく，患者が少しリラックスできればよい）．

＜吸入の自己調節＞

①呼吸回路・鼻カニューレを用い呼吸抵抗への慣れ
②感覚の変化を体験・認識（酔うことを体験認知）
③鼻呼吸と口呼吸の使い分けで鎮静状態を自己調節

3）不安を軽減する鎮静法を適応

図11-6　笑気（亜酸化窒素，N_2O）は安全な医療用ガス麻酔薬

> □現在医療で使用されている，唯一のガス麻酔薬
> □ほとんど無臭で刺激なし，空気より重たい
> □血液／ガス溶解係数：0.47（早く効き，効果消失も速い）
> □MAC：105％（とても弱い麻酔力）
> □代謝率 0.004％（ほとんど代謝されず排泄，肝・腎障害なし）
> □呼吸抑制，血圧・脈拍・心拍出量に影響なし

図11-7　笑気吸入鎮静器

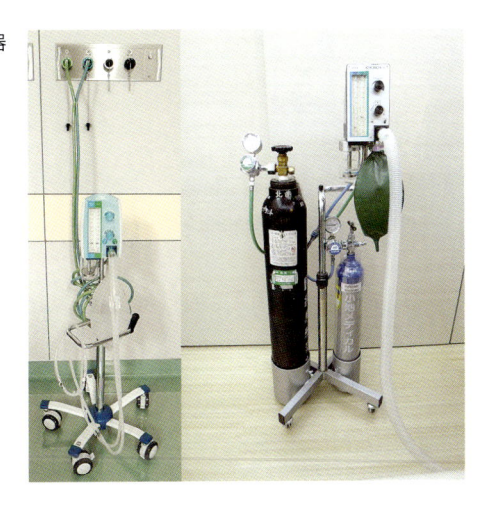

図11-8　鼻カニューレ

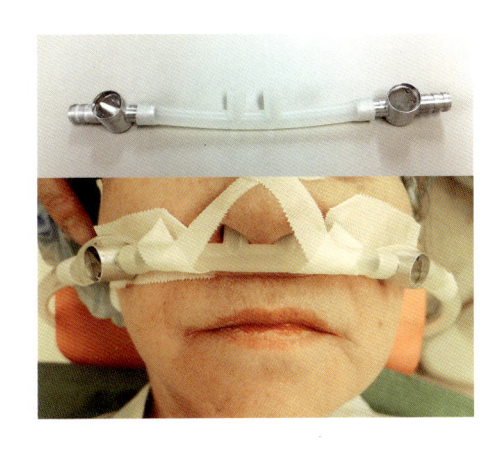

（2）静脈内鎮静法

静脈路を確保し，BZP のジアゼパム(セルシン，ホリゾン)，ミダゾラム(ドルミカム)を静脈内へ緩徐に投与(側管注)します．呼吸抑制を認める深い鎮静の解除，術後に強い尿意を認めたときには BZP 拮抗薬のフルマゼニール(アネキセート)を側管注します．

＜器材＞（図11‒9）

留置針(22G)と針付きシリンジ(容量10ml または20ml)，駆血帯，腕台，酒精綿，点滴注射器材一式(生食水100ml パック，輸液セット，三方活栓，輸液延長チューブ，テープなど

＜使用薬剤＞（図11‒10）

ミダゾラム：1アンプル(10mg/2ml)を10ml または20m へ希釈調整します．

＜静脈路を確保＞（図11‒11, 12）

静脈注射は作用発現が速く，副作用発症の危険性も高いです．静脈留置針により血管を確保し，輸液，輸血の投与ルートとしても頻用されます．一般には末梢静脈が用いられます．非利き腕の前腕の内側中央，手背静脈で確保します．肘前の静脈穿刺では末梢神経を損傷する可能性が高くなります．

＜ミダゾラムを緩徐に側管注射＞（図11‒10）

健康成人では1mg を緩徐に注入し1分間観察，深呼吸を促し0.5〜1mg を緩徐に注入し2分間観察，その後は0,5mg を緩徐に注入し1分間観察し，鎮静状態が得られるまで緩徐注入を追加します．単独投与量の目安は，0.075mg/kg を越えないようにします．なお，笑気吸入鎮静法を併用では，単独投与量の1/3〜1/2投与量が軽減します．

＜鎮静から回復の確認＞
- 明瞭な応答(意識レベルの判定は主観)
- 気分不快(頭痛・嘔気・めまい・ふらつき)なし
- 運動・平衡機能回復(両手で握手，頭・足上げ可能，単脚起立，5メートル往復歩行，記述試験など)

3）不安を軽減する鎮静法を適応

図11 - 9　留置針

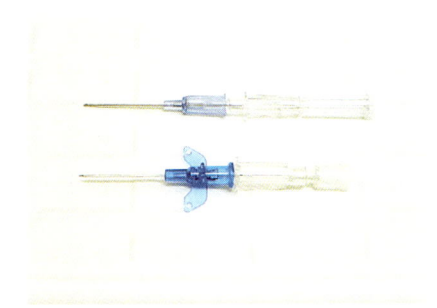

図11 - 10　点滴セット：静脈路確保，ミダゾラム側管注射

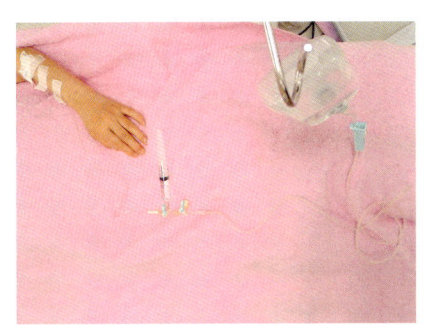

図11 - 11　手背静脈における静脈路確保

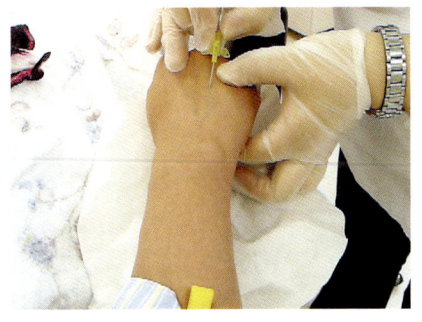

図11 - 12　手背静脈における針と留置針

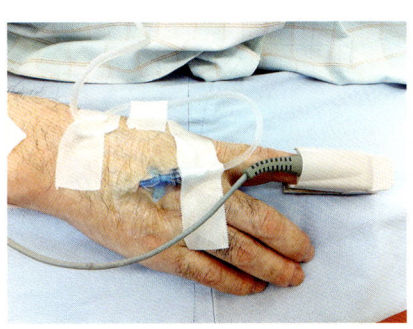

12 手術の安全を推進する生体情報モニタなどの活用

　手術の安全を推進するためには，局所麻酔法を適応する手術にも生体情報モニタを活用した十分な患者観察と評価および対処が必要です．

　局所麻酔剤の添付書の『重要な基本的注意』には，「まれに患者の容体急変(ショック，中毒症状)を起こすので，十分な問診で患者の全身状態を把握し，異常(容体急変)を認めたときには直ちに救急処置が行えるように常時準備すること」と明記されています．心電図を含めた心拍，血圧，呼吸，パルスオキシメーター(経皮的動脈血酸素飽和度：％SpO_2)，体温などを見て対処します．心拍，血圧，％SpO_2などに2.5または3分ごとの記録も必要になります．数分間隔で計測し記録します(図12‐1, 2)．

1） 心電図

　P, Q, R, S, T波形を確認します．まず，P波が常にあるか，P波間隔に不整がないか．Qは延長していないか，Tの波形は上方に向いているのかなどを見ます．P波が不明確なときには心電計の感度を上げます．Pが見えないときには脈拍を見ます．Qが5mm以上ある，T派が陰性，そして期外収縮が頻発(6回/分以上)の症例では循環器内科での精査を優先させます．安全な局所麻酔注射には必須です(図12‐3)．

2） 脈拍と心拍

　脈拍を触診した場合には〝脈拍〟といい，心電図計器などで計測したときには〝心拍〟と呼びます．すなわち，心室細動や心室性頻拍では脈拍はないが心拍はあります．心拍数が100回以上/分で頻脈，50〜60回未満/分を徐脈と評価します．脈拍数が40回未満/分，または不整脈が頻発(リズム不整6回以上/分)する症例は循環器内科の精査を優先します．

2）脈拍と心拍

図12-1　生体情報モニタ（左：心電図あり，右：心電図なし）

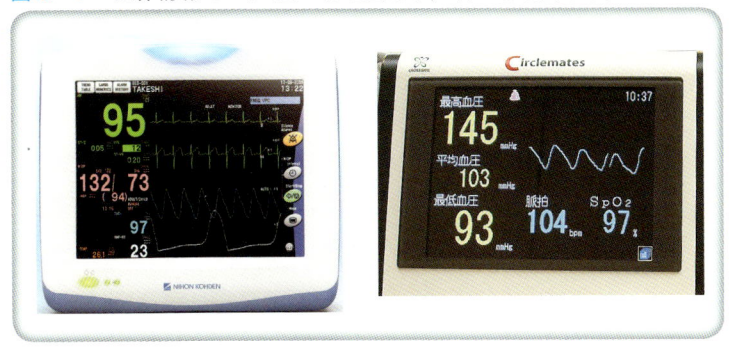

図12-2　バイタルサイン（生命徴候：vital sins；VS）とモニタの正常値

□体温：36.5〜37.0（38°以上は高熱）

□呼吸：12〜20回／分（30〜40回以上では過呼吸）

□脈拍：60〜99拍／分（50拍以下を徐脈，100拍以上は頻脈）

□血圧：130/85mmHg 未満を正常血圧

□% SpO_2：97以上（空気で呼吸），95％以下は低酸素状態

3）血圧

多くの自動血圧計はリバロッチ（水銀計を用いた触診および聴診）法とは異なりオシロメトック（振動）法で計測しています．したがって患者が動くと計測できません．収縮期/拡張期の正常血圧は140/80mmHg 未満です．マンシェット（カフ）をゆるく，衣服の上から巻きます．肘に掛けて巻き計測すると高値となります．なお，低血圧値の定義はありません（図12-4）．

図12 - 3　心電図

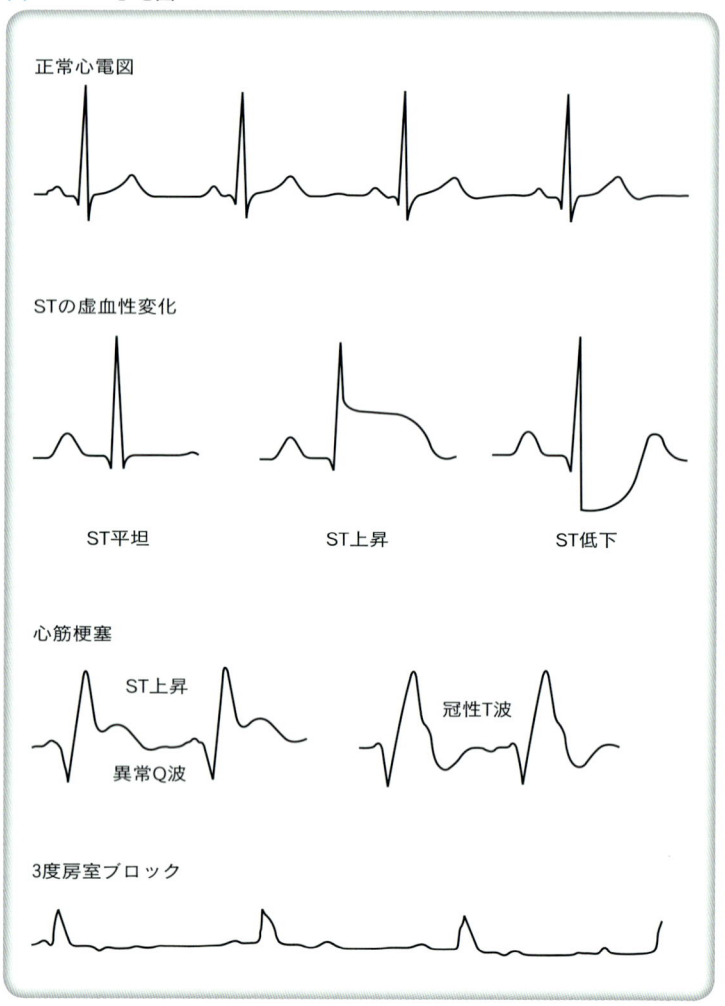

正常心電図

STの虚血性変化

ST平坦　　　　　　　ST上昇　　　　　　　ST低下

心筋梗塞

ST上昇　　　　　　　冠性T波
異常Q波

3度房室ブロック

4）呼吸数

　心電計電極間の体表面電流の変化から，呼吸回数を計測します．正常呼吸回数は12〜16回/分，過換気は30〜40回/分以上です．なお，20秒間観察し呼吸数（胸郭・腹部の膨らみ）を数え，3倍した値を1分間の呼吸回数とします．

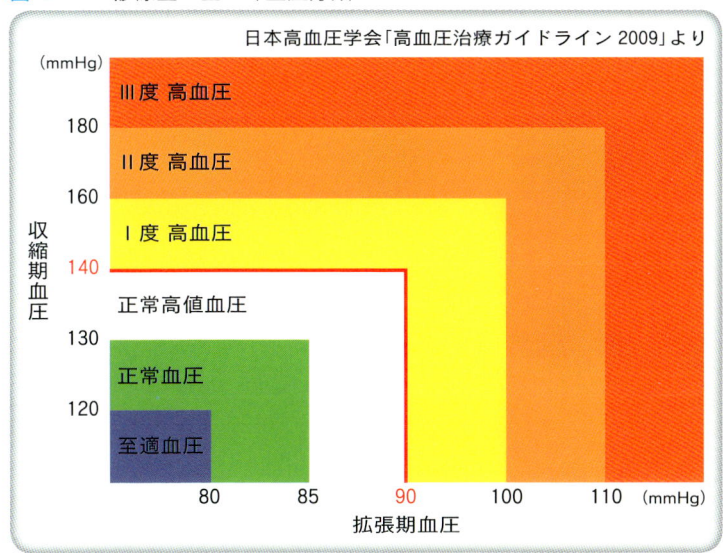

図12-4 診療室に基づく血圧分類

日本高血圧学会「高血圧治療ガイドライン 2009」より

5）％SpO₂（経皮的動脈血酸素飽和度）

　パルスオキシメーターは末梢の指尖動脈に赤外線を照射し酸化ヘモグロビンの割合（％）を計測します．95％以下では低酸素状態です．空気（吸入酸素濃度21％）を吸入したときには97％以上が正常です．術前には深呼吸することで100％となれば良好です．なお，指尖脈波がモニタに出る場合には，脈波の変動から不整脈の有無の推察も可能です．

6）体温

　短時間で測定できる鼓膜温検温法を行います．体温の上昇はストレス，脱水，うつ熱，末梢血管収縮，炎症などでみられます．原因の除去，酸素投与，輸液，冷却，解熱鎮痛薬を投与します．局所麻酔カートリッジ剤の添付書における副作用には「悪性高熱症」（0.5℃上昇／15分，38℃以上）が明示されています．体温を計測することが必要となります．

13 術後の鎮痛・消炎・腫れ防止

　インプラント手術の痛みは，インプラントが埋入された周囲の骨，骨髄，そして剝離し，縫合された歯肉・粘膜と骨膜への侵襲が原因です．術後の痛みや腫れは，手術時間の超過，組織損傷の増大で増強されます．鎮痛薬の内服は手術前(先取り鎮痛)と，手術終了直後に，鎮痛薬の点滴静注は術中から術後にかけて行います．加えて，抗菌薬やステロイドの手術前投与も行います．

1）鎮痛

【薬剤】

　①経口投与の鎮痛薬：非ステロイド抗炎症薬(NSAIDs)で短半減期，そしてCOX-2＞COX-1のジクロフェナクナトリウム(ボルタレン)，ロキソプロフェンナトリウム(ロキソニン)があります．

　②点滴注射：フルルビプロフェンアキセチル(ロピオン)が用いられています．

　③坐剤：ボルタレン坐剤，インダシン坐剤を投与します．

【頓服薬または内服薬】

　頓服薬は1日2回を限度とした臨時的な服用です．内服薬とは1日の服用回数が2回以上，服用に時間・量的に一定の方針あります．

【先取り鎮痛法】

　手術前に鎮痛薬を投与することで痛みの発現を抑制する方法です．痛み刺激12(神経因性疼痛)は中枢感作を生じるので，この感作を抑制するために消炎鎮痛薬を手術前に投与します．COX-2阻害薬での効果が報告されています．手術開始前1時間以内に抗菌薬の予防投与とともに実施します．

【投与時期】

　ボルタレン(25mg)4錠の内服薬の処方例：
　1回目：手術開始時刻の1時間前に服用
　2回目：4時間後に服用
　3回目：8時間後に服用，4回分

【新薬】

　WHOの疼痛管理で，ボルタレンが効かない痛みにはトラマドールを投与します．近年，このトラマドールにアセトアミノフェンを配合した鎮痛薬(トラムセット配合薬；ヤンセンファーマ社)が歯科(抜歯後の鎮痛)の適応となりました．インプラント手術後の疼痛緩和推進に役立つと確信しています．

2) 抗腫脹

　腫れとは炎症などで体組織中に水分がたまって皮膚や粘膜の一部が膨れることです．顔貌所見では腫れを認めなくても，患者は"はれた"と訴えることがよくあります．対処としてステロイドリン酸エステル型ステロイド(リンデロン，デカドロン)の点滴注射(1回に〜4mg)，そして2mg(0.5ml)を局所に注射します．

3) 鎮痛薬の分類(図13-1)

(1) 非ステロイド抗炎症薬(NSAIDs)
- 特徴：ステロイドほどに強力ではない．消炎，鎮痛，解熱作用で局所の発赤，腫脹，熱感をともなう炎症性の痛みを緩解
- 作用機序：プロスタグランジン産生に関与するシクロオキシゲナーゼ(アイソザイム COX-1 は生理的，COX-2 は病的な炎症や腫瘍)の作用を阻害
- 酸性 NSAIDs のジクロフェナクナトリウム(ボルタレン)は強い鎮痛薬なので，インプラント手術患者に頻用

図13-1　患者の持病，状態などによる鎮痛薬の使い分け

> - 胃腸が弱い患者：
>   COX-2＞COX-1（COX-2阻害が比較的強い），プロドラッグ（ロキソニン，フルカム），坐剤（ボルタレン坐剤，インダシン坐剤）
> - 肝機能低下患者：
>   坐剤，プロドラッグ（ロキソニン，フルカム）不適
> - 腎機能が低下して患者：
>   高齢患者にはロキソニンを投与
> - アスピリン喘息の患者：
>   アセトアミノフェン（アンヒバ，カロナール），塩基性（NSAIDs）のチアラミド（ソランタール），ペンタゾシン
> - 心疾患：
>   少量，短期間投与
> - 高齢者：
>   短半減期の薬剤を減量投与，ロキソプロフェン；ロキソニンが第一選択薬剤

- 禁忌：アスピリン喘息，重篤な肝・腎・心機能障害，消化性潰瘍，過敏症

(2) **非ピリン系解熱鎮痛薬**：アセトアミノフェン（アンヒバ，カロナール）

- 中枢性の解熱鎮痛作用，抗炎症作用は弱く，シクロオキシゲナーゼ（COX）を阻害する作用は弱い．
- 高い安全性（胃腸障害が少なく，腎障害なし，血液凝固阻害作用なし）
- アスピリン喘息の使用可能（誘発作用はほとんどない）
- 炎症をともなう痛みには鎮痛効果が低い．
- 半減期は2〜3時間
- 投与量（国際標準量）：1回量：500〜1000mg（10〜15mg/Kg）
- 使用間隔は4〜6時間ごと，1日量は4000mg

3）鎮痛薬の分類

参考文献

1）浦部晶夫，島田和幸，川合眞一（編）．今日の治療薬 2012．東京：南江堂，2012．

2）金子明寛，椎木一雄，天笠光雄，佐野公人，川辺良一（編）．歯科における薬の使い方＜2011‐2014＞．東京：デンタルダイヤモンド社，2010．

14 局所麻酔注射における局所合併症への対処方法

1) 適切な局所麻酔注射手技および針使用による痛み

　針先がめくれて切れが悪くなった注射針(図14-1)，粗雑な針穿刺と針刺入(麻酔薬が浸潤していない部位への穿刺，粘膜を伸展・緊張させずに穿刺・刺入，骨膜を刃先で擦過，骨に刃先を強く当てる)，薬液注入時の高速注入，粘膜下注射時に注射器の把持不良などにより無用な骨膜への穿刺で，患者に痛みを与えてしまいます．予防にはよく切れる注射針を使用，針先は骨に強く当てないようにして歯肉頬移行部の粘膜を伸展し，刃面を粘膜に合わせて針穿刺を行い，薬液を注入しながら針を刺入します．第1注射では痛点が少ない部位へ穿刺し，強圧をかけずに注入できる部位にします．薬液注入開始に際しては針先から薬液が滴下する程度の注入速度を厳守します．注射器を確実に把持するにはレスト(支点)を注射する部位がある顎に確保します．第2注射以降の針穿刺は麻酔奏功部位に求めます．

2) 局所麻酔注射後の痛み

　針穿刺，薬液注入部位の粘膜壊死(アフタ)，炎症の伝播・拡大で注射後に痛みが生じます．予防には，注射前に炎症の有無を触診で診断し，炎症部位へ注射せずに周囲麻酔を実施します．低圧で適正量を注入します．

3) 顔面の腫脹，血腫，内出血

　注射針で血管を損傷した場合に血腫を形成します．血腫予防には，刃面を小刻みに刺したり抜いたりしながら刺入しないことです．低圧注入，適正量の注入，炎症の有無を的確に診断し周囲麻酔を実施します．症状は24〜48時間程度で消退し，紫斑は1〜2週間で消失します(図14-2〜4)．とくに下顎では下顎孔やオトガイ孔の位置を把握して注射します．

5）注射部位粘膜の潰瘍

図14-1　針先のめくれ

図14-2　オトガイ孔粘膜下紫斑

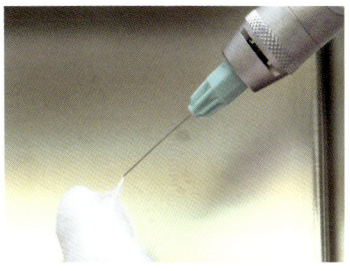

図14-3　下顔面の皮下出血

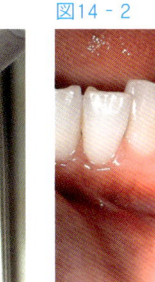

図14-4　頰粘膜の血腫

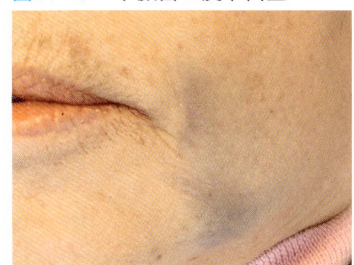

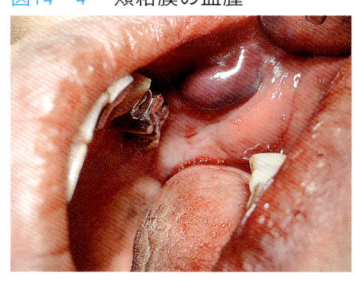

4） 遷延性知覚麻痺

　局所麻酔は数時間経過後まで知覚麻痺を認めることがまれにあります．原因は，注射針による神経損傷，神経幹近傍に起きた内出血や感染による神経圧迫などです．障害の程度が軽度ならば自然治癒します．対処療法は，温罨法，星状神経節ブロック（SGB），短赤外線レーザー（スーパーライザー）の局所照射および星状神経節レーザー（SGL）があります．SGB や SGL はペインクリニックまたは麻酔科へ依頼します．加えてビタミン B_{12} 製剤，ATP 製剤を投与します．速やかな治療開始（1週間以内）が予後を良好にします．

5） 注射部位粘膜の潰瘍

　歯間乳頭部口蓋粘膜下へアドレナリン添加注射剤を 1/4 Ct 以上注入すると穿刺部に潰瘍を形成することがあります．刃面を末梢へ向けずに骨膜下へ確実に注入することで防止します．

15 手術患者に対する救命処置の実践

1) 急変時の対応

　患者の容体が急変したときには手術を中断し，半座位にして主訴(胸痛，頭痛，吐気，めまい，虚脱感)とバイタルサインを確認します．その後速やかに酸素吸入と静脈路確保を行い，乳酸リンゲル液または生理食塩水を緩徐に点滴注射します．患者の常用薬は頓服薬を確保し，救急薬剤(救急箱)とバックバルブマスクを準備します．患者に意識や反応がないか(図15-1)，または窒息を認めたときには(日本蘇生協議会：JRCガイドライン2010に準拠し)応援を要請します．すなわち119番，「救急車の出動要請」または救急カートやAED，心肺蘇生法や気管挿管を実践できる応援者を呼びます．患者家族や関係者へも必ず連絡するようにします(図15-2, 3)．局所麻酔薬中毒による心停止には除細動は無効なこともあるのでCPRが必要です．

図15-1　Japan Coma Scale(JCS，3-3-9方式)

　Ⅰ　刺激しないでも覚醒している状態(1桁で表現)
　　1．だいたい意識清明だが，今ひとつはっきりしない．
　　2．見当識障害がある．
　　3．自分の名前，生年月日が言えない．

　Ⅱ　刺激すると覚醒する状態-刺激を止めると眠り込む(2桁で表現)
　　10．普通の呼びかけで容易に開眼する．
　　20．大きな声または体を揺さぶることにより開眼する．
　　30．痛み刺激を加えつつ呼びかけをくり返すとかろうじて開眼する．

　Ⅲ　刺激をしても覚醒しない状態(3桁で表現)
　　100．痛み刺激に対し，はらいのけるような動作をする．
　　200．痛み刺激で少し手足を動かしたり，顔をしかめる．
　　300．痛み刺激に反応しない．

2）主な救急薬剤の投与量（カッコ内は商品名）

（1）昇圧・気管支拡張

・アドレナリン

（アドレナリン注0.1％シリンジ「テルモ」，ボスミン注）

気管支痙攣・ショック：0.2〜1mg 皮下注または筋注

心停止：1mg 静注，蘇生するまで3〜5分ごとに1mg 追加

・エフェドリン

（塩酸エフェドリン）

昇圧：4mg 静注，気管支拡張：25〜40mg 皮下注

（2）昇圧・心不全

・ドパミン

（イノバン注シリンジ，イノバン注，カタボンHi）

1〜5μg/kg/分で開始し，20μg/kg/分まで適宜増量可

（3）副交感神経遮断薬

・アトロピン

（アトロピン注0.05％シリンジ「テルモ」，アトロピン硫酸塩注0.5mg「タナベ」）

迷走神経性徐脈・迷走神経性房室伝導障害：0.5mg 静注

（4）抗不整脈薬

・リドカイン

（リドカイン静注用2％シリンジ，静注用キシロカイン2％）

心室性期外収縮・発作性頻拍・心室細動：初回1〜1.5mg/kg，追加0.5〜0.75mg/kg（最大3mg/kg まで）

・ベラパミル

（ワソラン）

頻脈性不整脈：5mg を生食・ブドウ糖液で希釈し緩徐静注

（5）降圧薬（注射）

・ニカルジピン

（ペルジピン注）

術中異常高血圧：10〜30μg/kg 静注

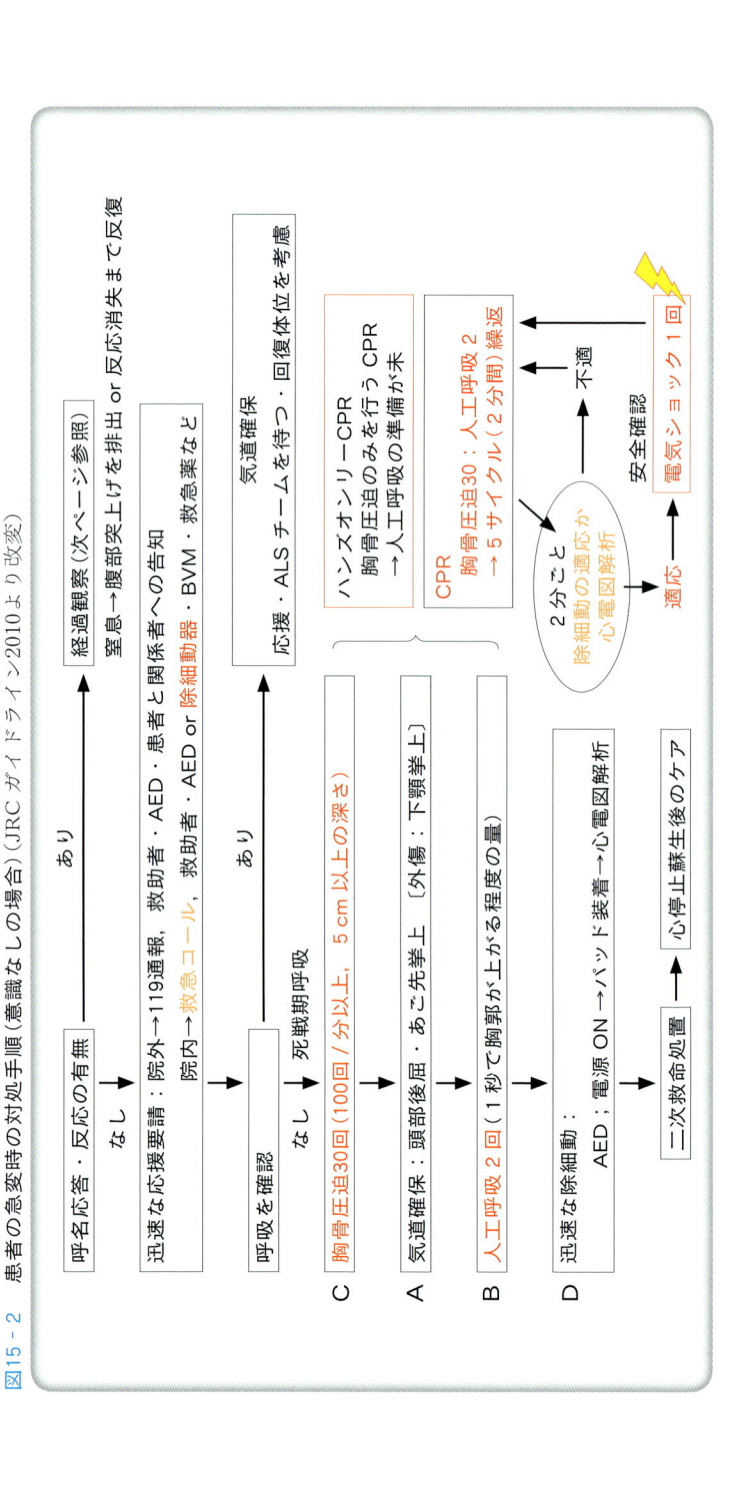

図15-2 患者の急変時の対処手順（意識なしの場合）（JRCガイドライン2010より改変）

- 呼名応答・反応の有無
  - あり → 経過観察（次ページ参照）
  - なし → 窒息 → 腹部突上げを排出 or 反応消失まで反復

- 迅速な応援要請：院外 → 119通報、救助者、AED・患者と関係者への告知
  院内 → 救急コール、救助者・AED or 除細動器・BVM・救急薬など

- 呼吸を確認
  - あり → 気道確保 → 応援・ALSチームを待つ・回復体位を考慮
  - なし・死戦期呼吸

- C 胸骨圧迫30回（100回/分以上、5cm以上の深さ）
- A 気道確保：頭部後屈・あご先挙上 〔外傷：下顎挙上〕
- B 人工呼吸2回（1秒で胸郭が上がる程度の量）
- D 迅速な除細動：
  AED；電源ON → パッド装着 → 心電図解析

→ 二次救命処置 → 心停止蘇生後のケア

ハンズオンリーCPR
胸骨圧迫のみを行うCPR
→ 人工呼吸の準備が未

CPR
胸骨圧迫30：人工呼吸2
→ 5サイクル（2分間）繰返

2分ごと
除細動の適応か
心電図解析
- 適応 → 安全確認 → 電気ショック1回
- 不適

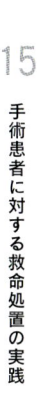

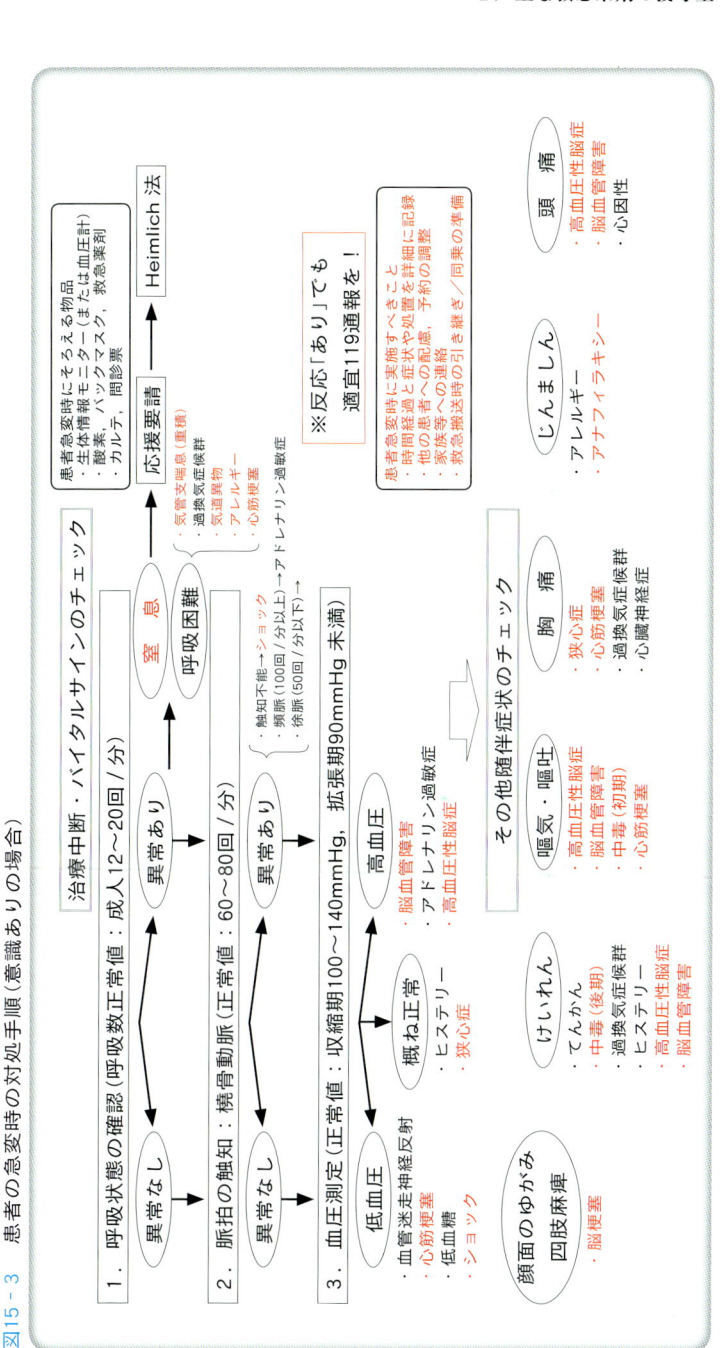

2）主な救急薬剤の投与量

図15-3 患者の急変時の対処手順（意識ありの場合）

治療中断・バイタルサインのチェック

患者急変時にそろえる物品
- 生体情報モニター（または血圧計）
- 酸素、バッグマスク、救急薬剤
- カルテ、問診票

1. **呼吸状態の確認**（呼吸数正常値：成人約12〜20回/分）
   - 異常なし
   - 異常あり → 窒息／呼吸困難 → 応援要請 → Heimlich法
     - 気道支障（重積）
     - 換気異常
     - アレルギー
     - 心筋梗塞

2. **脈拍の触知：橈骨動脈**（正常値：60〜80回/分）
   - 異常なし
   - 異常あり
     - 触知不能→ショック
     - 頻脈（100回/分以上）→アドレナリン過敏症
     - 徐脈（50回/分以下）→

3. **血圧測定**（正常値：収縮期100〜140mmHg、拡張期90mmHg未満）
   - 低血圧
     - 血管迷走神経反射
     - 心筋梗塞
     - 低血糖
     - ショック
   - 概ね正常
     - ヒステリー
     - 狭心症
   - 高血圧
     - 脳血管障害
     - アドレナリン過敏症
     - 高血圧性脳症

その他随伴症状のチェック

- **顔面のゆがみ／四肢麻痺**
  - 脳梗塞

- **けいれん**
  - てんかん
  - 中毒（後期）
  - 過換気症候群
  - ヒステリー
  - 高血圧性脳症
  - 脳血管障害

- **嘔気・嘔吐**
  - 高血圧性脳障害
  - 脳血管障害
  - 中毒（初期）
  - 心筋梗塞

- **胸痛**
  - 狭心症
  - 心筋梗塞
  - 過換気症候群
  - 心臓神経症

- **じんましん**
  - アレルギー
  - アナフィラキシー

- **頭痛**
  - 高血圧性脳障害
  - 脳血管障害
  - 心因性

※反応「あり」でも適宜119通報を！

患者急変時に実施すべきこと
- 時間経過と症状や処置を詳細に記録
- 他の患者への配慮、予約の調整
- 家族等への連絡
- 救急搬送時の引き継ぎ／同乗の準備

高血圧緊急症：0.5〜6 μg/kg/分で点滴静注

(6) 降圧薬(内服)

・ニフェジピン

(アダラートカプセル)

狭心症・高血圧：10mg内服，過度な血圧低下・反射性頻脈のため舌下投与は避ける

・カプトリル

(カプトリル)

高血圧：25mg内服

(7) 硝酸薬

・ニトログリセリン

(ミリスロール注)

術中異常高血圧：0.5〜5 μg/kg/分で点滴静注

不安定狭心症：0.1〜0.2 μg/kg/分で開始し適宜増量

(ミオコールスプレー)

狭心症発作：1噴霧(0.3mg)，追加は1回まで

(8) 鎮静・抗けいれん

・ジアゼパム

(ホリゾン，セルシン)

抗けいれん：初回10mgをできるだけ緩徐に静注

鎮静：0.2〜0.3mg/kg(最大20mg)を緩徐静注(2.5mg/30秒)

・ミダゾラム

(ドルミカム)

鎮静：成人3〜5mg筋注(または経口，小児0.25〜1.0mg/kg経口)

(9) 気管支拡張

・アミノフィリン

(アミノフィリン，ネオフィリン)

250mgを生食・ブドウ糖液で希釈し5〜10分かけて緩徐静注または点滴静注

2）主な救急薬剤の投与量

(10) 副腎皮質ステロイド
　・ヒドロコルチゾンナトリウム
　（クレイトン注，ソルコーテフ，サクシゾン）
　ショック：250〜1000mg 緩徐静注または点滴静注
　・メチルプレドニゾンナトリウム
　（ソルメドロール）
　ショック：125〜2000mg 緩徐静注または点滴静注
　気管支喘息：40〜125mg 静注または点滴静注
(11) 抗ヒスタミン
　・クロルフェニラミン
　（クロール・トリメトン）
　じんま疹・掻痒：5〜10mg 静注・筋注・皮下注
(12) 輸液剤
　・生理食塩水（各社）
　・乳酸リンゲル液
　（ラクテック注，ソルラクト）
　静脈確保時の第一選択
　・ブドウ糖液
　（大塚糖液：5〜70％濃度の製剤あり）
　低血糖時のみ推奨
(13) 患者の常用・頓服薬（図15-4）

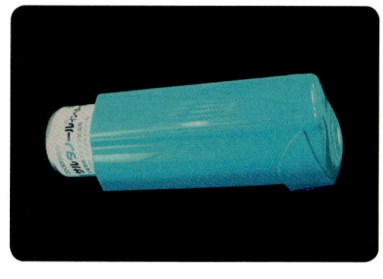

図15-4　気管支拡張薬「インヘラー」

※患者に処方されている常用薬，頓服薬を持参するように約束し，急変時に備える．

16 訴訟事例を回避するための確認

　医療事故，とくに手術における事故を防止（医療安全推進）するために，具体的にどのようにしているのか，歯科医師は患者に説明する義務があります．

1） 患者の希望と要求
- 診療にともなう利点と欠点についての説明と理解
- 気掛かりなこと，不安や心配事はないか
- 質問の有無と質疑応答を記録
- 我慢していないか

2） 手術前の確認事項
- 体調はいつもと変わりませんか？
- 常用薬を服薬しましたか？
- 常用薬と頓服薬を所持していますか？
- 家庭血圧，診療室での血圧は？
- 食事は？
- 治療方針に関して説明を受けましたか？
- 質問は？
- 気掛かりなことはありますか？
- 説明に納得し，同意しましたか？
- 術後の帰宅手段，付き添人の確保
- 術後には安静維持は可能か？

3） 手術に際して
- モニタを用いた観察（血圧・脈拍・酸素飽和度・心電図）
- 必要に応じた酸素投与，点滴注射
- 痛くない安全な局所麻酔注射
- 鎮静法の適応

3) 手術に際して

図16-1 医療訴訟を回避するには診療録などすべてを開示する

患者と患者家族・関係者を納得させる診療録を作成する.
- ☐ 診療録へ事実を記載
- ☐ いつどのような説明
- ☐ 患者は何を選択したか
- ☐ どのような治療法,手術法を説明したか
- ☐ 診療報酬
- ☐ 手術麻酔管理法
- ☐ 手術の結果
- ☐ 手術後の治療経過
- ☐ 患者は納得したか
- ☐ トラブル,偶発症はなかったか
- ☐ どのように対処したか

図16-2 ヘルスケアリスクマネージメントの流れ

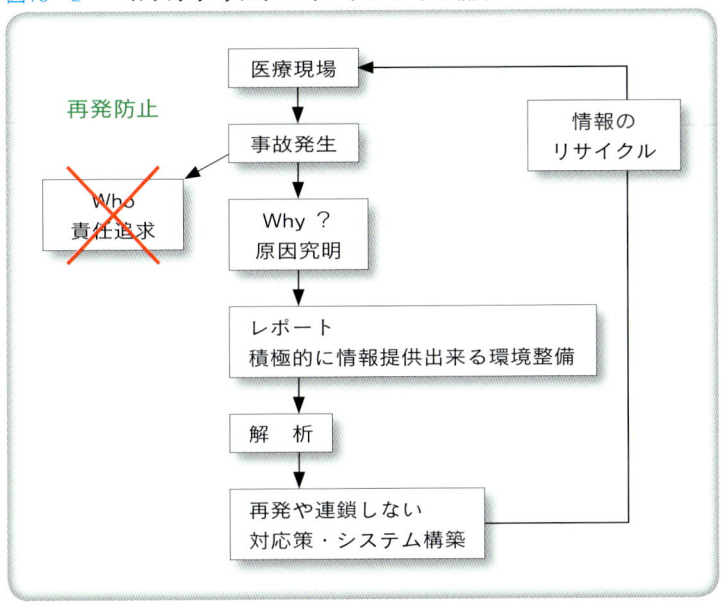

```
医療現場
  ↓
事故発生 ────→ 再発防止
  ↓        ~~Who 責任追求~~ (×)
Why？
原因究明
  ↓
レポート
積極的に情報提供出来る環境整備
  ↓
解 析
  ↓
再発や連鎖しない
対応策・システム構築
  ↑
情報のリサイクル → 医療現場
```

16 訴訟事例を回避するための確認

- 術衣または半袖のシャツなど(ニットなどは血圧計のマンシェットのマジックテープが引っかからない)
- 手術事故は開示し,予防対策を練り,臨床へフィードバック(図16-1,2)

4) 術後と帰宅確認
- 痛みの有無(痛む部位,強さ,痛み方)
- 痛くなる前に痛み止めを服薬
- 感染,発熱,腫れの防止のための服薬
- 帰宅確認の電話(電話訪問)および翌日の経過観察

5) 患者の容体が急変し,緊急事態になったら
- 対処:「もしも緊急事態になったら,我々スタッフが力を合わせて救急処置(AHA 救急救命のガイドライン2010〈最新版〉に則った対応(BLSでのAEDの使用,ACLSでは気管挿管と酸素化,薬剤静注など)を実施します」と説明する.
- 告知:患者家族や関係者へ報告
- 持病の急性増悪:2次医療機関か救急救命センターへ搬送
- 事実を記載し申し送る(図16-1,2).

なお,現在の医療法を図16-3に,また医療事故の報道見出しを図16-4に示します.

5）患者の容体が急変し，緊急事態になったら

図16-3　医療安全の講習・マニュアル化の義務化：改正医療法（平成19年4月施行）

> 日本歯科医師会
> 　　「歯科診療所における医療安全管理指針（モデル）」
>
> 4　医療事故発生時の具体的な対応の項
> 　4-1　救命・救急処置
> 　　バイタルサインなどから緊急度を把握し，救急・救命処置が行えるように実習を主体とした職員（受付係，歯科技工士，歯科助手，歯科衛生士，歯科医師等）研修を行い，スキルアップを図る．

図16-4　局所麻酔・インプラントに関連した医療事故の報道見出し

> 1997年：朝日新聞（新潟）
> 『麻酔中におう吐，長男死亡，両親が歯科医院提訴』
> 1999年：毎日新聞（札幌）
> 『注射針折れ，顔の中に13年「330万円支払え」』
> 2000年：読売新聞（北九州）
> 『歯科治療の2歳5日後死亡，麻酔後に心停止』
> 2002年：読売新聞（埼玉）
> 『歯科麻酔後に女児死亡』
> 2004年：毎日新聞
> 『抜歯手術で感染症　追加手術の麻酔ミスで死亡』
> 2007年：産経新聞（東京）
> 『歯のインプラント手術中，出血止まらず死亡』
> 2009年：共同通信
> 『歯科医に5百万円賠償命令，地裁「脳疾患の予見可能」』
> 2011年：共同通信
> 『インプラントミスで賠償「困難と認識も治療継続」』

（2011年3月14日現在）

17 Q&A

Q1： 粘膜下へ注射した後に，粘膜を揉んだほうが麻酔はよく効くのでしょうか？
A： 薬の局在化を妨害し，局所麻酔薬が血管内へ浸潤するので，してはいけません．

Q2： 30G，30mm の注射針を用いて下顎孔伝達麻酔を行っていますが，イメージと違った部位に針先が刺入して行くような感じがします．錯覚でしょうか？
A： 細い(30G 以上)注射針は，刃面とは反対方向に反り返る方向で刺入してしまいます．したがって，25G または 27G の使用を推奨します．30G を用いた場合は，針を時計回り，反時計回りに緩徐にツイストし(よじり)ながら刺入することで直線的(直進)に刺入できます．

Q3： 下顎の歯槽頂側から骨内注射を試みても，刃先を骨内へ刺入できません．どうすれば刺入できるのでしょうか？
A： 太く短い針を使用し，針の刃面を骨へ45度に傾け，骨小孔に針先を入れ緩徐にツイストし(よじり)ながらゆっくり力強く刺入します．

Q4： 歯根膜用注射器がありますが，インプラント手術の際に骨膜下注射に用いても問題にならないでしょうか？
A： 効果は大です．しかし PL 法に反し，高速・高圧注入の危険性を十分に認識し，自己責任で使用してください．

Q5： アドレナリン添加注射剤を骨内注射すると数十秒で脈拍が速くなりますが，なぜですか？
A： アドレンリンの β 作用による心拍数上昇です．患者観察

を十分に行い，緩徐に注入します．上顎骨内注射では，数十秒後に誘発することがあるので，心電図を見るなど注意が必要です．

Q6： 骨内注射の注入量および注意事項は？
A： ゆっくりと少量を注入することです．1回の注射では，1/8 Ct(1.8mL/Ct)で十分です．

Q7： 粘膜穿刺の際に〝刃面は上向き〟と教育を受けましたが，間違いなのでしょうか？
A： 粘膜下への注射が良いと考えますが，麻酔薬を骨方向へ注入することで，骨の麻酔を確実にします．針先のめくれを防止するために，刃面は粘膜に合わせて穿刺します．骨膜，骨面方向に向ける(合わせる)ことが基本です．

Q8： キシロカインとシタネスト-オクタプレシンを混ぜることは医学的および法的に問題ないでしょうか？
A： PL法には反します．したがって第1注射はキシロカイン，第2注射はシタネスト-オクタプレシンを用います．

Q9： 2％リドカイン1/8万アドレナリン注射液が多く用いられるのはなぜですか？
A： 形成外科では1％リドカインで伝達麻酔，1％リドカイン・アドレナリン1/10万で浸潤麻酔を実施することが多いです．リドカイン0.5％や1.0％では，臨床的な麻酔効果が得られませんから，リドカイン2％でもアドレナリンが1/20万や1/10万では臨床的に十分な麻酔持続時間や局所の止血は得られません．現在，リドカインの注射液では最高濃度である2％に，なおかつ高濃度のアドレナリン含有の注射液を用いています．その結果，30～

60分間の術中無痛，すなわちインプラント埋入手術の麻酔が提供できるのです．

Q10： 口唇の動きを麻痺させないで前歯部の麻酔を行うには？
A： 局所麻酔薬の特性には，運動神経と知覚神経を分けて麻痺（分離麻酔）させることがあります．すなわち全身麻酔薬とは異なり，局所の運動機能はそのままに無痛を得ることができます．しかし２％リドカインを前歯部唇側歯槽粘膜下に注入すると口唇の動きを麻痺させるので，口をゆすぐときに水が口からこぼれます．１％溶液では口唇の動きは鈍くなりません．現在，医科の局所麻酔では低濃度・高容量を注射する概念が進展しつつあります．

Q11： 全身麻酔と比較して局所麻酔法の利点は？
A： 手術中に患者の協力が得られ，術後すぐに自立し，歩行可能であること．手術中には低酸素の心配がなく，痛みの有無，具合いの善し悪しを知らせてくれます．多くの機材・薬剤を必要としないことも利点のひとつです．

Q12： ミダゾラムおよびプロポフォールを用いた鎮静法適応時の局所麻酔の注意点は？
A： 局所麻酔における中毒症状，眠気，ふらつき，痙攣などの初期症状を認識できずに心肺停止になります．笑気/酸素吸入鎮静法を併用することで，低酸素症を未然に防ぎ，鎮静に必要な薬剤の減量化を図ることで術後の回復，帰宅を早めます．なお心肺蘇生法，気管挿管および薬剤投与を行うスキルとマンパワーは必須となります．口腔外科学会認定医や歯科麻酔学会認定医，日本救急医学会認定のコース（ICLS, DCLS）およびアメリカ心臓協会（AHA）のコース（BLS）修了者が診療室にいれば安心です．

Q & A

Q13： 局所麻酔剤添付書の基本的な注意事項に〝患者を十分に観察すること〟と記載されていますが，具体的に何をもって十分といえるのでしょうか？

A： 生体情報モニタを用いて2〜3分ごとに心拍，血圧などを計測し記録を行い，患者が不快や苦しみを訴えていないか注意深く観察することです．

Q14： アドレナリン添加注射剤を口蓋の骨膜下へ注射すると数十秒で脈拍が速くなりますが，なぜでしょうか？

A： アドレナリンが多く存在する骨小孔から血管へ吸収するアドレナリンのβ作用が速く強く出現するからです．頻脈（100回／分以上）ならば患者に「胸がドキドキしていると思いますが，少し休みましょう」と伝え，数分間，患者を観察します．アドレナリンは数分か数十分で代謝されます．

Q15： 歯科ではなぜ局所麻酔を行うのでしょうか？

A： ゼリー塗布やシート貼付では麻酔効果が得られないからです．インプラント埋入・関連手術に際しては，適切な位置に針先を"しっかり"と刺入し，局所麻酔薬液を"じっくり"またはゆっくりと"十分に"注入しないと効果が得られません．スケーリングの際の歯肉への麻酔や，眼科のように点眼で局所麻酔が提供できる手術もありますが，インプラント埋入手術などで術中無痛を得るには，歯の切削や抜髄などの処置以上に確実な局所麻酔効果が要求されます．この要求に応えるために，臨床的に確実な麻酔効果と作用持続時間を長くするために，局所麻酔薬の局在化を目的に，局所麻酔注射液には高濃度の血管収縮薬が添加されます．著者は，インプラント手術には2％リドカイン1/8万アドレナリン注射液を積

極的に用いて，"しっかり，じっくり，十分に"注射し，手術中の完全無痛を実践することを心掛けています．注射に際しては，生体情報モニタ観察下に患者の不快・訴えがないことを確認し，身体所見を十分に観察しながら慎重に投与する必要があります．

Q16： インプラント手術中にドライバーを咽頭に落としてしまいました．口腔内および中咽頭には見当たりません．どのように対処すればよいですか？

A： 口腔や咽頭に器材を落下させたときには，第一には患者の口を閉じさせないように下顎を把持します．ドライバーを直視できたら吸引します．咳き込んだときは〝誤嚥〟の可能性が高いです．喉頭に引っかかっているなら患者に咳払いを促し，異物を口腔外へ出します．誤飲したとしても，数日後に排便とともに体外へ排泄されます．胸部および腹部エックス線写真撮影を実施し，異物の移動を確認します(下図参照)．もしも同一部位に停滞するようなら専門医へ摘出を依頼します．

図　異物排泄までのエックス線写真

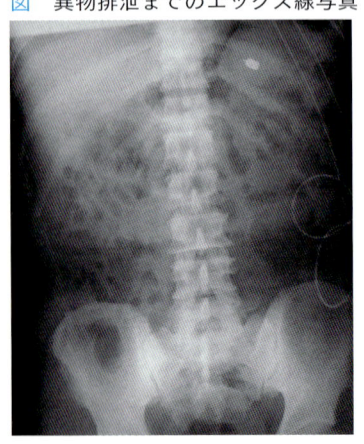

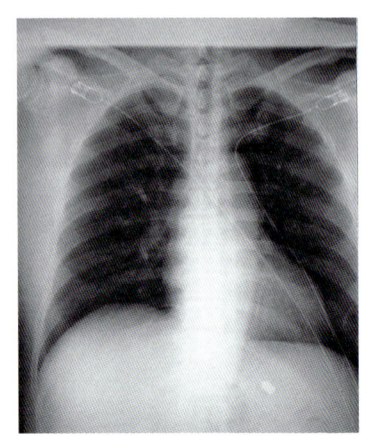

●局所麻酔注射の手技教育用機器の開発と実用化●

　局所麻酔注射では刃面なし(ベベルなし)の針を用いて，手技教育は完成しません．現在本邦では臨床実習開始前，臨床実習期間中に相互実習として実施されています．著者は「実習生30名程度で1症例の事故や偶発症が発生している」と経験的に認識しています．注射手技教育の定着効果と安全性を高めるには，練習し易く小型な注射器，短い針，そして注射トレーナーが必要です．

　以下に著者が開発・実用化を推進している器材(ニッシン株式会社作製)を紹介します．粘膜下注射トレーナー(図1：特許出願中)は，薬液の特定部位へ適正に注射されると粘膜が膨らみ薬液は浸潤(粘膜が平坦；もとに戻る)します．下顎孔伝達麻酔注射トレーナー(図2，3：特許出願中)は，下顎右側は針穿刺と刺入の適・不適をブザーで知らせ，左側は2 mlを注入可能としました．また，図4に，カートリッジ専用である旧型手動(握り加圧)注射器を小型・軽量化したもの，ならびに自動吸引機構付き手動旧型注射器(YMD社製)を紹介します．

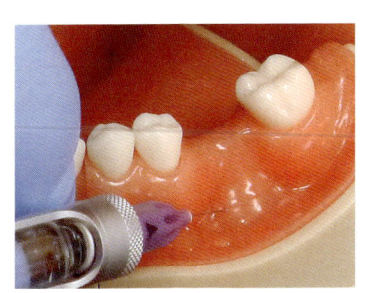

図1　粘膜下へ注入で粘膜が膨らむ

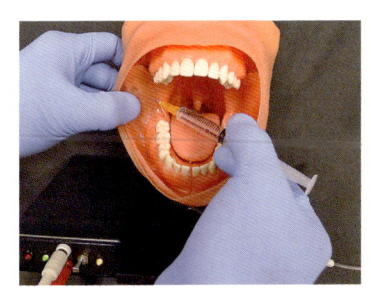

図2　左下ランプで針刺入の適正を評価

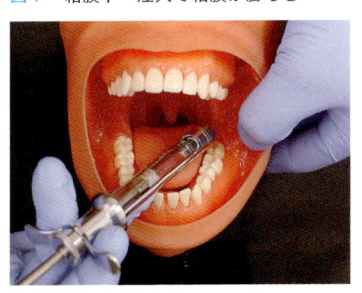

図3　適正部位への注入が可能

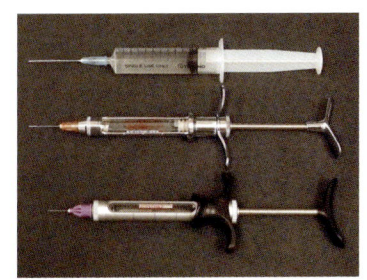

図4　下は小型・軽量化した注射器

索　引

ア行

アキノシ法	58
アスピリン喘息	130
アドレナリン	17,24,135,147
──添加注射剤	144
アトロピン	135
アミノフィリン	138
インプラント手術の特徴	15
異物排泄	148
NSAIDs	129
エフェドリン	135
オトガイ孔	47
オトガイ神経	47

カ行

カートリッジ剤	23
カートリッジ専用注射器	21
カプトリル	138
下顎孔注射法	58
下顎孔伝達麻酔注射（口内法）	60,96,100,106
下顎神経	31
下歯槽管	19
下歯槽神経	47
患者管理	64
眼窩下孔	47
──注射法（口内法）	56
眼神経	30
キシロカイン	145
急変時の対応	134
救急薬剤	135
頰神経	47
──注射法	62
局所麻酔注射剤	23
局所麻酔の種類と特徴	13
局所麻酔法の利点と欠点	12
局所麻酔薬ショック	16
局所麻酔薬中毒	17
クロルフェニラミン	139
経口投与	128
経皮的動脈血酸素飽和度	127
血圧	125
血管収縮薬	24
血腫	133
ゴオゲート法	59
呼吸数	126
抗ヒスタミン	139
抗不整脈薬	135
降圧薬	135,138
骨内注射法	42
骨膜下注射法	42
骨膜下へ行う浸潤麻酔注射	44

サ行

サイナスリフト	80
先取り鎮痛法	128
三叉神経節	29
三叉神経の分布	47
GBR	84,104
Japan Coma Scale	134
ジアゼパム	118,122,138
シタネスト‐オクタプレシン	145
シリンジ専用の注射針	23
耳介側頭神経	47
歯槽孔	47
──（上顎結節）への注射法	50
紫斑	132
周囲麻酔	19
──法	43
手動加圧注射器	20
上顎結節	47
上顎神経	30
上顎洞	19
笑気吸入鎮静法	120
硝酸薬	138
静脈内鎮静法	122

索 引

心電図	124
心拍	124
浸潤麻酔	34,42
正円孔注射法	54
生体情報モニタ	125
生理食塩水	139
星状神経節ブロック	133
星状神経節レーザー	133
切歯管内への注射	70
切歯孔(窩)	47
——注射法	54
切歯枝	47
舌神経	47
遷延性知覚麻痺	133
ソケットリフト	80

タ行

大口蓋孔	47
——注射法	52
体温	127
短赤外線レーザー	133
注射液アンプル	24
注射器	20
——の把持法	39
注射針	20,41
鎮痛薬	129
伝達麻酔	38,46
点滴注射	128
添加物	27
電動注射器	20
ドパミン	135
頓服薬	128

ナ行

内服薬	128
ニードル	21
ニカルジピン	135
ニトログリセンリン	138
ニフェジピン	138
二次手術	110
乳酸リンゲル液	139
粘膜下・傍骨膜下への注射法	42

ハ行

バイタルサイン	125
鼻カニューレ	121
ヒドロコルチゾンナトリウム	139
皮下出血	133
非ステロイド抗炎症薬	129
非ピリン系解熱鎮痛薬	130
フェリプレシン	26
ブドウ糖液	139
フルマゼニール	122
プロピトカイン	13
副交感神経遮断薬	135
副腎皮質ステロイド	139
ベベル	21
ベラパミル	135
ヘルスケアリスクマネージメント	141

マ行

麻酔の歴史	11
ミダゾラム	119,122,138
脈拍	124
メチルプレドニゾンナトリウム	139
メピバカイン	13

ヤ・ラ行

輸液剤	139
Ramsayの鎮静スコア	119
ランセット	21
卵円孔注射法	59
リドカイン	13,135,145
留置針	123

【著者略歴】

工藤　勝（Masaru Kudo）
1992年　東日本学園大学（現，北海道医療大学）歯学研科修了（歯科麻酔学）
1995年　北海道医療大学歯学部歯科麻酔学講座 講師
2001年　北海道医療大学大学院歯学研究科（講師）担当
2005年　日本歯科大学新潟生命歯学部歯科麻酔・全身管理科 非常勤講師
2009年　日本歯科大学生命歯学部歯科麻酔学講座 非常勤講師

・日本歯科麻酔学会認定　歯科麻酔専門医
・日本障害者歯科学会　認定医
・日本有病者歯科学会　認定医・指導医

これで完璧！
歯科インプラント手術のための局所麻酔テクニック

2012年8月10日　第1版第1刷発行

著　　者　工藤　勝

発 行 人　佐々木　一高

発 行 所　クインテッセンス出版株式会社
　　　　　東京都文京区本郷3丁目2番6号　〒113-0033
　　　　　クイントハウスビル　電話（03）5842-2270（代表）
　　　　　　　　　　　　　　　　　（03）5842-2272（営業部）
　　　　　　　　　　　　　　　　　（03）5842-2279（書籍編集部）
　　　　　web page address　http://www.quint-j.co.jp/

印刷・製本　サン美術印刷株式会社

©2012　クインテッセンス出版株式会社　　　　　　　　禁無断転載・複写
Printed in Japan　　　　　　　　　　　　　落丁本・乱丁本はお取り替えします
　　　　　　　　　　　　　　　　　　　　ISBN978-4-7812-0271-6　C3047

定価はカバーに表示してあります